烹饪营养与配餐

主编　朱长征　胡志霞　李茂华

北京理工大学出版社

BEIJING INSTITUTE OF TECHNOLOGY PRESS

图书在版编目（CIP）数据

烹饪营养与配餐 / 朱长征 , 胡志霞 , 李茂华主编
. -- 北京：北京理工大学出版社，2021.9
　ISBN 978-7-5763-0238-7

Ⅰ . ①烹… 　Ⅱ . ①朱… ②胡… ③李… 　Ⅲ . ①烹饪—
营养卫生—高等职业教育—教材②膳食营养—高等职业教
育—教材 　Ⅳ . ① R154 ② R151

中国版本图书馆 CIP 数据核字（2021）第 172962 号

出版发行 / 北京理工大学出版社有限责任公司
社　　址 / 北京市海淀区中关村南大街 5 号
邮　　编 / 100081
电　　话 /（010）68914775（总编室）
　　　　　（010）82562903（教材售后服务热线）
　　　　　（010）68944723（其他图书服务热线）
网　　址 / http://www.bitpress.com.cn
经　　销 / 全国各地新华书店
印　　刷 / 定州市新华印刷有限公司
开　　本 / 787 毫米 × 1092 毫米　1/16
印　　张 / 8.5
字　　数 / 189 千字
版　　次 / 2021 年 9 月第 1 版　2021 年 9 月第 1 次印刷
定　　价 / 32.00 元

责任编辑 / 曾繁荣
文案编辑 / 时京京
责任校对 / 刘亚男
责任印制 / 边心超

图书出现印装质量问题，请拨打售后服务热线，本社负责调换

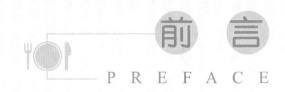

前 言

PREFACE

全国职业教育工作会议和国务院颁布的《关于大力发展职业教育的决定》强调"坚持以就业为导向,深化职业教育教学改革",并明确提出"根据市场和社会需要,不断更新教学内容,改进教学方法,合理调整专业,大力发展面向新兴产业和现代服务业的专业,大力推进精品专业、精品课程和精品教材建设"等要求。这对于探索职业教育的规律和特点,创新职业教育教学模式,推进课程改革和教材建设以及提高教育教学质量,具有重要的指导作用和深远的历史意义。

本教材在编写中以"联系实际、深化概念、注重应用、培养创新"为原则,编写力求从现代营养学和卫生学的角度阐述饮食营养与卫生安全的基本理论、基本知识和基本技能,把现代营养学和卫生学的理论应用于餐饮业实践中。本教材包括八章内容,分别为:饮食营养基础知识;常见食物的营养价值;不同人群的营养标准攻略;营养调节攻略;食物搭配策略;食物原料加工及保存策略;营养餐配制策略;点餐的营养策略。

本教材在编写过程中体现以下特点:

第一,坚持对学生进行实践能力的培养,突出职业技术教育特色。

第二,根据现代科技的发展,合理更新教材内容,使教材具有鲜明的时代性。

第三,教材尽量采用图表等各种方式进行表述,以增强教材的吸引力。

第四,根据技能鉴定考试的要求,在思考题的编排上进行了体现。

本教材由河南省郑州商业技师学院朱长征、郑州旅游职业学院胡志霞和开封技师学院李茂华担任主编;参加本教材编写的人员还有:郑州商业技师学院的张强、段晓艳、徐月、房四辈、张志刚和浙江商业技师学院的陈立。朱长征统稿整理。

由于作者水平所限，教材可能存在不足之处，恳请专家及读者批评斧正。

编　者

2020.11.5

目录
CONTENTS

第四章　营养调节攻略

第五章 食物搭配策略

第六章　食物原料加工及保存策略

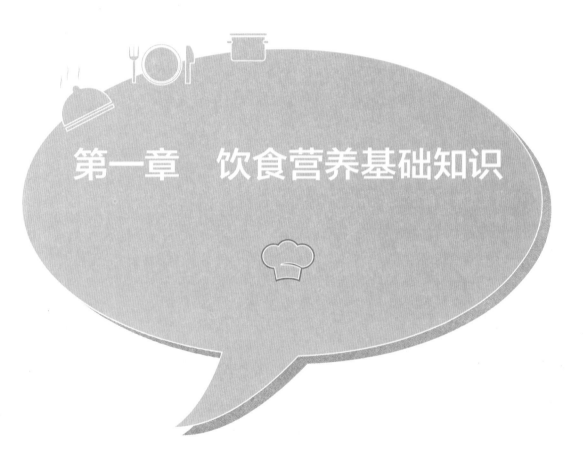

第一章　饮食营养基础知识

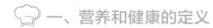

一、营养和健康的定义

人是地球的主宰者，是重要的资源，社会经济发展的目标是人人拥有健康的身体并过上幸福的生活。随着科学技术的发展和社会的进步，人们的健康意识得到不断的提高，人们越来越重视自身的健康。健康与营养密不可分，人在经济发展中所起的作用在很大程度上取决于自身的营养状况，因此国际上将提高人群的营养状况和身体素质作为一个地区或国家经济发展的目标。

那么什么是营养和健康呢？

所谓营养，就是人体为了维持正常生理、生化、免疫功能以及生长发育、新陈代谢、修补组织等生命现象而摄取、消化、吸收和利用食物或养料的综合过程。人体要维持生存和健康就必须每天从外界吸收营养素。

世界卫生组织给健康下的定义是："健康乃是一种身体、精神及社会的完好状态，而不仅仅是没有疾病或残疾。"过去我们把没有疾病或残疾作为健康的标志。从科学的角度来看，这种情况只能反映身体的完好状态，是不够全面的。健康应该是在生理上、智力上和体能上都处于良好状态，能够最大限度地发挥机体的潜能。

二、营养与健康的关系

我国很早就有朴素的营养观点，在《黄帝内经·素问》中就提出了"五谷为养，五畜为益，五果为助，五菜为充"的养生思想，对我们先辈的健康起到了一定的作用。19世纪末20世纪初，随着现代营养学的发展，对营养与健康的关系有了更加深入的理解。营养缺乏和营养过剩均会损害人体健康，引起疾病，如骨质疏松、缺铁性贫血以及糖尿病、动脉粥样硬化、肿瘤等。营养对健康的影响不仅被科学家们所关注，而且也越来越受到各个国家的重视。

三、影响健康的因素

目前，影响健康的因素是什么呢？一般来说，影响人体健康的因素可以从三个方面考虑，即遗传、环境与营养。有些疾病或是功能缺陷或是由遗传决定的，人从一出生就携带了自身特有的遗传基因，并保持一生。环境对健康有很大影响，如缺碘地区容易发生甲状腺肿。遗传和环境因素对个人来说，其本身是不易改变的。在营养没什么变化时，三种因素对人体健康影响的大小是相对固定的。如果我们通过营养改善措施增大营养对健康的影响比重，遗传和环境的影响就会相对地减少。所以，营养与健康有着密切的关系。

四、营养发展的展望与未来

　　1992年在意大利罗马召开的，有159个国家政府领导人参加的世界营养大会发布了《世界营养宣言》和《营养行动计划》，号召各国政府保障食物供给、控制营养缺乏病、加强宣传教育，并制订国家营养改善行动计划。在中国，国务院于1997年正式发布了《中国营养改善行动计划》，中国营养学会也先后编辑出版了《中国居民膳食指南》《中国居民膳食营养素参考摄入量》等书籍，并在全国各地开展了相关的营养宣传教育活动，已在全社会推广营养普及知识。

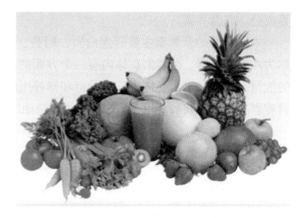

　　近10年来，一方面，我国城乡居民的膳食状况明显改善，儿童青少年平均身高、体重增加，营养不良患病率明显下降；另一方面，部分人群膳食结构不合理及身体活动减少，引起某些慢性疾病，如肥胖、高血压、糖尿病、高脂血症等患病率增加，已成为威胁国民健康的突出问题。此外，在一些贫困农村地区，仍然存在营养缺乏的问题。2006年，中国营养学会专家委员会依据中国居民膳食和营养摄入情况，以及存在的突出问题，结合营养素需要量和食物成分的新知识，组织修订了《中国居民膳食指南》，专家委员会对中国营养学会1997年发布的《中国居民膳食指南》进行修改，经过多次论证、修改，并广泛征求相关领域专家、机构和企业的意见，形成了《中国居民膳食指南》（2016）经中国营养学会理事会扩大会议通过。2021《中国居民膳食指南科学研究报告》已于2月份正式发布。

　　通过国家、社会和个人的共同努力，我们将改善自身的营养，增进健康，实现人们身体素质的提高，实现国富民强。

第二节　营养的组成

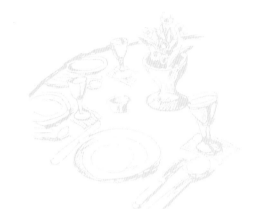

一、营养素的定义

人体的各种生理活动，如胃肠蠕动、神经传导、体液的维持，以及工作、学习、运动所需要的能量，都来源于食物，身体的生长发育和组织更新所需要的原料，也是由食物供给的。因此，人体每天必须摄入一定数量的食物。食物中能够被人体消化和利用的各种营养成分，叫营养素。

人体需要的营养素主要有蛋白质、脂肪、碳水化合物、无机盐、维生素和水6类，通常称为六大营养素。营养素在体内有三个方面的功用：第一，作为能源物质，供给人体所需要的能量；第二，供给身体生长、发育和修补组织所需要的原料；第三，调节生理功能。各类营养素之间相互联系，相互配合，错综复杂地维护着人体一切生理活动的正常进行。

二、人体需要的营养素

（一）蛋白质

蛋白质是一切生命的物质基础，没有蛋白质就没有生命。正常人体内16%~19%的物质为蛋白质，即一个体重65千克的成年人，体内约有11.4千克的蛋白质，这反映了蛋白质对人体生命的重要性。

1.蛋白质的生理功能

蛋白质的生理功能主要表现在三个方面

（1）构成和修补人体组织

人体的皮肤、肌肉、内脏、血液、神经、骨骼甚至头发和指甲都由蛋白质组成。儿童处于生长发育时期，组织器官在不断成长，需要蛋白质的补充。成人虽然生长发育停止了，但衰老组织的更新，损伤组织的修补，也离不开蛋白质。

（2）构成酶、激素和抗体等体内重要物质

酶和激素可以调节体内各种生理生化活动，如心跳、呼吸、消化吸收、神经传导、肌肉收缩、血液循环、生长发育等，这些酶和激素都是由蛋白质构成的，因此也可以说蛋白质具有调节各种生理生化活动的作用。体内有一些物质具有保护机体免受细菌和病毒的侵害，增强身体抵抗力的功能，这些物质被称为抗体，也是由蛋白质构成的。当缺乏蛋白质时，人体的抵抗力就会下降，疾病的发生率增加。人体依靠电解质和机体蛋白质维持血浆和组织液之间的渗透压平衡，若膳食中长期缺乏蛋白质，血浆蛋白质的含量降低，血液内的水分便会过多地渗入周围组织而引起水肿。

（3）提供热量

虽然蛋白质的主要功能不是供给能量，但是，如果摄入蛋白质过多或摄入蛋白质的氨基酸组成和比例不符合人体需要，那么多余的氨基酸便会被氧化而释放能量。此外，体内蛋白质在新陈代谢过程中，有一部分陈旧破损的组织细胞的蛋白质在分解过程中也将释放能量。另外，当食物中糖类和脂肪供给不足，蛋白质也被用来充当能量物质而消耗，从而影响其重要作用的发挥。

2.食物蛋白质的营养价值

由于食物种类多种多样，如何来判断其蛋白质的营养价值，营养学上主要从食物蛋白质含量、被消化吸收的程度和被人体利用程度三方面进行评价。

（1）蛋白质的含量

虽然蛋白质的含量不等于质量，但是没有一定的数量，再好的蛋白质其营养价值也有限，所以蛋白质含量是食物蛋白质营养价值的基础。

（2）蛋白质的消化率

所谓蛋白质消化率，是指食物中的蛋白质能够被肠道消化吸收的程度。除了食物品种以外，烹调方法也会影响蛋白质消化率。植物性食物中的蛋白质，由于被纤维素性的细胞壁包裹着，不易与肠胃中的消化酶接触，因而难以消化吸收。例如，整粒大豆的蛋白质消化率只有60%，而加工成豆腐后消化率可提高到90%以上。另外，加热的方式方法和时间长短，火力强弱都会影响食物中蛋白质的消化率。

（3）蛋白质的利用率

衡量蛋白质利用率的指标很多，其中以蛋白质生物价最为常见。蛋白质生物价是指蛋白质被消化吸收后在体内的利用情况。一般来说，动物性食物中蛋白质的生物价，都显著高于植物性食物中蛋白质的生物价，如全鸡蛋的生物价是94，全牛奶的生物价是87，鱼的生物价是83，牛肉的生物价是74，大豆的生物价是73，精制面粉的生物价是52，大米的生物价是63，土豆的生物价是67。

3.不同人群蛋白质的参考摄入量

世界卫生组织报告认为，成人蛋白质需要量不分性别为每天每千克体重0.75克。这是按优质蛋白质，如蛋和乳等来源的蛋白质而言的。实际上，人都是进食含不同质量蛋白质的混合食物。我国居民膳食中植物性食物较多，蛋白质质量不理想，消化吸收率稍差。因此，蛋白质供给量定得较高，按每天每千克体重1.0~1.2克计。如果膳食中动物性食物和大豆提供的蛋白质达到总蛋白质摄入量的40%以上，则蛋白质供给量可以减少。婴儿、儿童、青少年及特殊人群蛋白质的摄入量应相应增加。

按人体能量供给的适宜比例，蛋白质热能占全天总热能比例为：儿童和青少年13%~14%，成人为11%~12%。

4.蛋白质的食物来源

蛋白质有两个来源，一是动物蛋白质，如鸡、鸭、鱼、肉、蛋和奶类；另一类是来源于植物的植物蛋白质，如豆类、粮谷类和薯类，蔬菜和水果中的蛋白质很少。动物性食物蛋白质含量为10%~20%。动物蛋白质的质量比植物蛋白质要高，因它们所含的必需氨基酸种类齐全，相互之间的比例更接近人体蛋白质的组成，其消化吸收利用率较高。植物蛋白质的质量以大豆较高，粮谷中则以燕麦为好，而大米、面粉中由于缺少赖氨酸，使蛋白质质量下降。常见食物蛋白质含量如下：

籼米	每100克蛋白质含量7.6~9.1克
粳米	每100克蛋白质含量7.6~9.1克
小麦粉	每100克蛋白质含量9.9克
小米	每100克蛋白质含量9.7克
大豆	每100克蛋白质含量36.3克
绿豆	每100克蛋白质含量23.8克
红小豆	每100克蛋白质含量21.7克
花生仁	每100克蛋白质含量26.2克
牛奶	每100克蛋白质含量3.3克
大白菜	每100克蛋白质含量1.1克
瘦猪肉	每100克蛋白质含量15.7克
肥瘦猪肉	每100克蛋白质含量9.5克
瘦牛肉	每100克蛋白质含量20.3克
瘦羊肉	每100克蛋白质含量17.3克
猪肝	每100克蛋白质含量21.3克
鸡	每100克蛋白质含量21.5克
鸭	每100克蛋白质含量16.5克
鲢鱼	每100克蛋白质含量17.8克
带鱼	每100克蛋白质含量18.1克
鸡蛋	每100克蛋白质含量14.7克

（二）脂肪

近年来，由于心脑血管疾病、肿瘤等发病率和死亡率的增加，人们对脂类往往存在一种偏见，要不就只吃植物油，不吃动物脂肪；要不就尽量不吃脂肪。实际上，这是对脂类的功能和代谢缺乏正确的认识。脂类对人类具有非常重要的作用，是不可缺少的一种营养素。

1.脂类的生理功能

（1）提供热量

脂类是人体主要的能源物质，1克脂肪在体内氧化可产生37.7千焦（9千卡）的热能，而1克蛋白质或1克糖只能产生4千卡的热能。由于小儿的胃容量较小，而需要的热能又相对较成人多，因此，以脂肪提供热能对小儿更显得重要。

（2）提供必需脂肪酸

有些脂肪酸如亚油酸是人体不能合成的，必须由食物脂肪提供，称为必需肪酸。必需脂肪酸在体内有许多重要的作用，它是细胞和组织的组成成分，能维持皮肤、黏膜和毛细血管的完整性，参与前列腺素的合成和促进胆固醇代谢等。

（3）促进脂溶性维生素的吸收

维生素A、维生素D、维生素E、维生素K不溶于水，只能溶于脂肪中，故称脂溶性维生素。膳食中的脂肪可作为这些脂溶性维生素的溶剂，促进其吸收。比如，在炒胡萝卜时，稍微多放些油可促进人体对维生素A的吸收。此外，有些脂肪本身也含有这些维生素，如植物油中含维生素E，奶油、鱼肝油中含维生素A、维生素D。

（4）提高膳食的感官性状

脂肪在胃内停留时间较长，吃后能耐饥和有饱腹感，并使食物更具香味。

除了这些营养功能外，脂类还构成身体的组织成分，能维持体温、保护内脏等。如肥胖人群由于皮下脂肪多，较耐寒冷；在人体脏器周围存在许多脂肪，可以固定、保护内脏器官。因此，脂肪是人体不能缺少的物质，但过多摄入会引起消化不良、厌食、腹泻。尤其是动物脂肪摄入过多可引起肥胖、高脂血症和冠心病。

2.食物脂类的营养价值

脂肪的营养价值主要取决于它所含脂肪酸的种类、饱和程度、消化率和维生素的含量等。如奶油是牛奶提炼而成，含有维生素A和维生素D，且容易消化吸收，但含饱和脂肪酸和胆固醇，对患高脂血症和冠心病的人不适宜。而猪油、牛油和羊油含饱和脂肪酸高，使食物具有感官性状。但是，其不易消化，还含有较高胆固醇，摄入应适量。植物油含有较多的不饱和脂肪酸，必需脂肪酸含量也高，因此，植物油的质量比动物脂肪高。但如果不饱和脂肪酸摄入量过多，在体内代谢、氧化过程中容易产生过氧化脂质，后者对健康不利。因此在膳食中不应过分强调少吃动物脂肪，也不宜过分增加植物油的量，植物油与动物油的食用比例以2：1为宜。

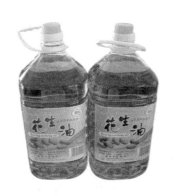

3.脂类的参考摄入量

中国居民平衡膳食宝塔规定，食用油每人每天25~30克，不同的民族和地区间由于经济发展水平和饮食习惯的不同，脂肪的实际摄入量有很大差异。目前，已知膳食脂肪摄入量与冠心病发病率之间有密切关系，脂肪摄入量过高的人群，冠心病发病率显著升高。我国营养学会建议：膳食中脂肪提供的能量不应超过总能量的30%，以20%~25%为宜，其中饱和脂肪酸、单不饱和脂肪酸和多不饱和脂肪酸的比例应为1：1：1。必需脂肪酸亚油酸按提供能量计算达到总能量的1%~2%时，即可满足人体对必需脂肪酸的需要。

4.脂类的食物来源

膳食中脂类的主要来源为植物油和动物脂肪。我国广大居民常食用的植物油是菜籽油、豆油、花生油、芝麻油，有些地区食用棉籽油等。这些植物油含有丰富的不饱和脂肪酸和必需脂肪酸。经常食用，基本可满足人体对必须脂肪酸的需要，不会造成必需脂肪酸的缺乏。动物类食物依来源和部位不同，脂类含量和种类差异很大。脂肪组织含有大量的饱和脂肪酸，脑、心、肝、肾含有较多的磷脂，乳及蛋类是婴幼儿脂类的良好来源。水产品的多不饱和脂肪酸含量较高，粮谷类、蔬菜、水果脂肪含量很少，不作为油脂的来源。坚果类食品含有较丰富的脂肪。随着我国经济的不断发展和人民生活水平的提高，脂肪在膳食中的比例有逐渐升高的趋势，一些经济发达地区，因能量摄入太高而出现各种病症的人数在不断增多。

常见油脂的饱和脂肪酸、单不饱和脂肪酸和多饱和脂肪酸的构成百分比如下：

豆油	饱和脂肪酸15%	单不饱和脂肪酸24%	
	多不饱和脂肪酸60%	其他1%	
菜籽油	饱和脂肪酸13%	单不饱和脂肪酸59%	
	多不饱和脂肪酸25%	其他3%	
花生油	饱和脂肪酸19%	单不饱和脂肪酸41%	
	多不饱和脂肪酸33%	其他1%	
芝麻油	饱和脂肪酸15%	单不饱和脂肪酸38%	多不饱和脂肪酸47%
玉米油	饱和脂肪酸15%	单不饱和脂肪酸37%	多不饱和脂肪酸48%
猪油	饱和脂肪酸43%	单不饱和脂肪酸48%	多不饱和脂肪酸9%
牛油	饱和脂肪酸62%	单不饱和脂肪酸33%	多不饱和脂肪酸5%
羊油	饱和脂肪酸57%	单不饱和脂肪酸36%	多不饱和脂肪酸7%

（三）糖类

糖类也称碳水化合物，是我国人群日常饮食中摄入最多的营养素，也是主食中的主要成分。

1.糖类的生理活动

（1）供给热能

小儿所需热能的50%由糖类提供，成人所需热能的60%~70%也是由它提供。肌肉、心脏所需的热能大多由糖原氧化供给，尤其是神经系统只能利用葡萄糖。当血中的葡萄糖降到最低标准以下，大脑在几分钟内因缺乏营养而坏死，出现昏迷、休克。

（2）构成人体组织细胞的成分

如神经组织的重要成分就是含糖的脂类。人体的遗传物质脱氧核糖核酸（DNA）中含有核糖。

（3）节约蛋白质的作用

当人体利用糖类作为热能的主要来源时，可以使蛋白质充分发挥其构造和修补组织的作用，起节约蛋白质的作用。

（4）保证肝脏解毒的功能

当糖类（肝糖原）在肝中储备充足时，肝脏就能发挥正常的解毒作用，在有害因素侵害时，对机体的保护作用增强。

（5）有助于脂肪代谢

脂肪氧化时需要糖类的参与，当糖类摄入过少，人体主要依靠脂肪提供热能时，脂肪不完全氧化会产生对身体有害的酮体，引起酸中毒，因此糖类有抗生酮的作用。

我国推荐的参考摄入量为成年男性15毫克/天，女性11.5毫克/天。

动物性食物是锌的可靠来源，如肉类、海产品和禽类均含锌较高，尤以海产品中蚝的锌含量最高，乳类和蛋类中锌含量次之。植物性食物中锌含量较低，蔬菜和水果中锌含量很少。

4.碘

（1）碘在体内的功能

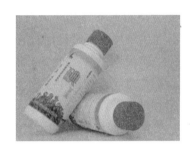

碘是人体必需的微量元素之一，早在公元2世纪我国就有"瘿病"即甲状腺肿大的记载。成年人体内含碘量为20~50毫克，其中20%存在于甲状腺中。碘的功用是：是合成甲状腺的主要成分；促进许多组织的氧化作用，增加氧的消耗和热能的产生；促进生长发育和蛋白质代谢。

（2）碘的供给量和食物来源

人体每天从食物中需要的碘甚微，我国推荐的参考摄入量为婴儿1~6个月40微克，7~12个月50微克，成年男女150微克，孕妇175微克，乳母200微克。人体所需要的碘，一般都从饮水食物和食盐中获得。含碘高的食物主要为海产的动植物，如海带、紫菜、海蜇、海虾、海蟹、海盐等。内陆山区食物中碘含量低，目前国家已规定在全国的食盐中强化碘。

5.硒

（1）硒在人体中的功能

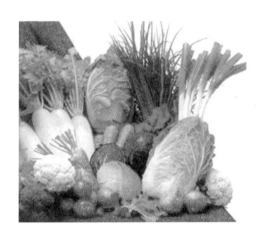

硒是人体谷胱甘肽过氧化物酶的重要组成成分。这种酶在体内有很重要的抗氧化作用，可以保护细胞膜，使之免受氧化损伤，从而延缓细胞的衰老、预防心脑血管疾病和某些癌症；参与甲状腺激素的代谢；在胃肠道中可与许多重金属如铅、镉、汞等结合，使其不能被吸收而排出体外，是这些有害重金属的解毒剂。

（2）硒的供给量和食物来源

人体每天只需补充少量的硒，即可满足体内的平衡，我国营养学会推荐的摄入量为50微克/天。

动物肝、肾、肉以及海产品都含有丰富的硒。粮食、豆类和蔬菜的硒含量受产地水土中硒含量影响很大。

6.氟

氟的生理功能主要是促进人体骨样组织如骨骼、牙齿的矿物化，在骨组织的形成和牙齿珐琅质的构成过程中起着重要的作用，可使骨骼和牙齿坚硬，同时有预防龋齿的功效。但是，如果摄入的氟过多，也会使牙齿产生斑釉，变脆。

氟化物的水溶性较高，一般可从日常饮水和食物中得到足够的氟，我国推荐的适宜摄入量为成年人1.5毫克/天。在低氟地区可通过水中强化氟来改善骨和牙齿的结构，以防龋齿。

（五）维生素

维生素是维持正常生命活动所必需的一类有机化合物，它不构成人体的组织成分，也不提供能量，但它有促进生长发育的作用，担负和调节着人体各种代谢的功能。尽管人体对维生素的需要量很少，但不可缺少。当膳食中长期缺乏某种维生素或供给量不足时，都将引起新陈代谢紊乱而发生病态反应，进而产生维生素缺乏症；长期轻度缺乏维生素，可使劳动能力下降和降低对传染病的抵抗能力。除了维生素D、维生素K可在体内合成外，其余的维生素都必须由食物供给。

维生素的种类很多，根据它们的溶解性可分为脂溶性维生素和水溶性维生素两大类。脂溶性维生素包括维生素A、维生素D、维生素E、维生素K。水溶性维生素包括B族维生素和维生素C。

1.维生素A

（1）维生素A的生理功能

维生素A对人体所有的上皮细胞，包括表皮、呼吸道、消化道、泌尿道和腺体组织等的形成、发育以及维持其功能具有重要作用；参与眼球中具有视觉功能物质的合成；维生素A也为骨骼生长所必需，有助于细胞的生长和繁殖；还有增加机体免疫、减少疾病发生的功能。

（2）维生素的供给量及食品来源

我国膳食中维生素A的来源主要是胡萝卜素，根据人体维生素A的生理代谢消耗，我国营养学会推荐的维生素A的供给量为成年男性每天800微克视黄醇当量；女性700微克视黄醇当量；孕妇、乳母为1 000~1 200微克视黄醇当量，儿童略低于成年人。维生素A主要来源是各种动物的肝脏，鱼肝油、鱼卵、全奶、奶油、禽蛋等。

2.维生素D

（1）维生素D的生理功能

促进钙和磷在小肠内的吸收；促进肾小管重吸收磷；促进钙在骨骼中沉着，促进成骨作用。

（2）维生素D的供给量和食物来源

维生素D的供给量：婴儿、儿童每日均为10微克，成年男女为5微克，孕妇乳母10微克。长期从事矿井下、隧道、地下工作的人员以及在户外活动少的婴幼儿因晒不到太阳，应给予适当补充或给予紫外线照射。主要来源是鱼肝油、鸡蛋黄、黄油、肝、乳等食物中。

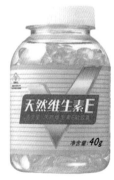
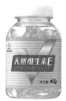

3.维生素E

（1）维生素E在人体的功能

维生素E是人体内的一种强抗氧化剂，能防止不饱和脂肪酸的自动氧化，从而维持细胞膜的正常脂质结构和生理功能；能促进毛细血管增生，改善微循环，可防止动脉粥样硬化和其他心血管疾病，还有预防血栓发生的效能；对内分泌有调节作用；能增强肾上腺皮质功能；还是维持骨骼肌、平滑肌、心肌结构和功能所必需的物质。

（2）食物来源和供给量

维生素E主要存在于植物性食品中，麦胚油、豆油、棉籽油、玉米油、花生油、芝麻油是良好的来源。菠菜、莴苣叶、甘蓝等绿叶蔬菜中的含量也很丰富，在肉、奶油、牛乳、蛋及鱼肝油中也存在。维生素E的供给量为：婴儿出生1~6个月为3毫克、7~12个月为4毫克，成年男女为10毫克，孕妇乳母为12毫克。

4.维生素K

（1）维生素K在体内的功能

维生素K在医学上为止血药应用，所以它有"止血功臣"之称。维生素K它不仅是凝血酶原的主要成分，而且还能促使肝脏凝血酶的合成。如果缺乏，将导致血中的凝血酶原含量降低，出血凝固时间延长，还会出现皮下肌肉和胃肠道出血现象。

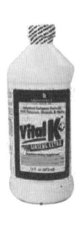

（2）来源和供给量

主要存在于绿色蔬菜中，如菠菜、苜蓿、白菜中含量最为丰富，肝脏、瘦肉中也含有维生素K，此外还来源于人体大肠内细菌的合成。一般认为供给量是：成人每人每日供给量为20~100微克，婴儿不得少于10微克。

5.维生素B₁

（1）功能和缺乏症

功能：维生素B₁能预防和治疗脚气病，能增加胃肠蠕动及胰液和胃液的分泌，可增进食欲，帮助消化，预防心脏肿大，促进糖代谢。

缺乏症：可引起肌肉无力，身体疲倦；还可引起痉挛和神经炎；引起对称性周围神经炎，其症状是全身倦怠，肢端知觉异常，心悸、胃部有膨满感，便秘以致浮肿。

（2）来源和供给量

维生素B₁来源较广、含量最高的是米糠、麸皮、糙米、全麦粉、麦芽、豆类、酵母、干果、硬果及瘦肉、心脏、肝脏、蛋类、乳类等。

维生素B₁供给量为：成年男子为1.2毫克，女子1.1毫克，孕妇1.8毫克，乳母2.1毫克。

6.维生素B₂

（1）功能和缺乏症

维生素B₂是机体中许多重要辅助酶的组成部分，这些辅酶与特定蛋白质结合，形成核黄素蛋白。核黄素蛋白是组织呼吸过程中不可缺少的物质。维生素B₂还能维持皮肤黏膜组织的健康。机体中若核黄素不足，则会导致物质代谢紊乱，将出现多种多样的缺乏症。常见的临床症状有口角炎、口角溃疡、舌炎、脂溢性皮炎、阴囊皮炎、角膜血管增生、畏光和巩膜出血等。

（2）食物来源和供给量

维生素B₂以动物性食品含量较高，特别是动物肝脏，肾和心脏中含量最多，乳类、蛋类、鳝鱼螃蟹中含量也较多；植物性食品中绿色蔬菜、酵母、菌藻类、豆类等含量较多。供给量：成人男子每日1.2毫克，成年女子1.1毫克，孕妇1.8毫克，乳母2.1毫克。

7.维生素PP（维生素B$_3$）

（1）功能和缺乏症

维生素PP构成体内酶系的成分；维持皮肤和神经健康，防治癞皮病和促进消化的功能。当人体缺乏维生素PP时，将患癞皮病。其典型症状是：导致皮炎、腹泻、痴呆。早期症状为食欲减退、消化不良、全身无力，继而两手、两颊及机体其他裸露部分出现对称性皮炎、双颊有色素沉着，这时并伴有胃肠功能失常、口舌发炎，甚至出现严重腹泻，有的患者还有精神明显失常的症状。

（2）来源和供给量

维生素PP广泛存在于动植物食品中，其中以酵母、花生、全谷、豆类及肉类、肝脏内含量最为丰富，口蘑中可达44.3毫克/100克。维生素PP的供给量为：成人男子每日12毫克，成年女子11毫克，孕妇18毫克，乳母21毫克。

8.维生素C

（1）功能与缺乏症

参与体内重要的氧化还原过程，保护酶的活性，维持细胞代谢的平衡，是人体新陈代谢的必需物质；参与细胞间质的形成，维持牙齿、骨骼、血管、肌肉的正常发育和功能；促进伤口愈合，能增加机体抗体的形成，提高白细胞的吞噬作用，对铅、苯、砷等化学毒物和细菌毒素具有解毒作用；还可以阻断致癌物质亚硝胺的形成；对铁有还原作用，促进铁在肠道内的吸收；促进胆固醇的代谢，对降低血清胆固醇，防治动脉粥样硬化、高脂血症、冠心病与胆石症都有良好效果。维生素C缺乏的典型症状是坏血病，其主要特征是多处出血，依次出现疲倦、虚弱、关节疼痛、牙龈出血、牙龈炎及牙齿松动等症状，随后因毛细血管脆弱而引起皮下出血。小儿则出现生长迟缓、消化不良，逐渐出现牙龈萎缩、浮肿、多处出血以及骨骼脆弱、坏死等症状。

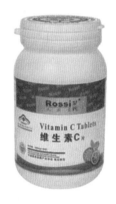

（2）来源和供给量

维生素C广泛存在于新鲜蔬菜和水果中，特别是绿叶蔬菜和酸性水果中含量丰富。水果中以猕猴桃、鲜枣、山楂、柠檬、柑、桔、柚等含量最多。蔬菜含维生素C多的有柿子椒、菜花、苦瓜、雪里蕻、青蒜、甘蓝、油菜、芥菜、西红柿等。谷类和干豆不含维生素C，但豆类发芽后则含维生素C，如黄豆芽、绿豆芽等，是冬季和缺菜地区维生素C的来源。

供给量：因维生素C易溶于水，烹调加热过程中又易被破坏，再加之需要的摄入量高，并有利于健康和增强对疾病的抵抗力，因此其供给量应当充裕才能满足机体需要。我国供给量标准：成年男女每日60毫克，孕妇80毫克，乳母100毫克，婴儿30毫克。

（六）水

人体对水的需要仅次于氧，水是人体最重要的组成成分，也是人体内含量最多的一

种化合物。水的重要性超过食物，生理学家
做动物实验得知：禁食可维持生命7~9天、甚
至几周，禁水只能维持3天。水在人体内的
含量随年龄、性别而异。新生儿水占体重的
75%~80%。成年男子为55%~60%，成年女子
为50%~55%。这种男女之间的差异，与机体肌
肉总量、脂肪含量的多少有关。水与生命息息
相关，人体内若损失水分10%时，许多正常的
生理功能就会受到严重的影响。若体内水分损
失20%时，就会引起狂躁、昏迷而导致死亡。

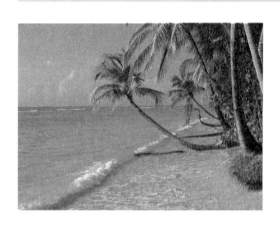

1.水的生理功能

（1）水是构成人体的重要成分：水是保持每个细胞外形及构成每一种体液所必需的
物质。

（2）体内的主要介质：水是体内一切生物化学变化必不可少的介质，离开水一切生化
反应都无法进行，生命也就停止了。

（3）运输功能：以水为主要成分的血液和组织液可以运输养料和废物。

（4）调节体温：当人体内产生热量过多时，通过汗液的蒸发可散发大量热量，从而避
免体温过度升高。

（5）润滑功能：水以体液的形式存在于身体需要活动的部位，起着润滑剂的作用。如
眼泪、唾液、关节液、胸、腹浆液等，均可减轻器官的摩擦，避免人体的危害。

2.水的来源及需要量

人体需要的水，约有一半来自饮料，另一半则来自饭菜所含的水和食物在体内氧化时
所产生的水。在温和气候条件下生活的轻体力活动的成年人每日至少饮水1 200毫升，在高
温和强体力劳动的条件下，应适当增加。饮水不足或过多都会对人体健康带来危害。一般
正常人水的出入量是平衡的。见表1–1。

表1–1　正常人每日水平衡量

摄入来源	摄入水量/毫升	排出方式	排出水量/毫升
饮水	1 200	肾脏排尿	1 500
食物	1 000	皮肤蒸发	500
糖类、蛋白质、脂肪代谢水	300	肺呼吸	350
		粪便排出	150
约计	2 500	约计	2 500

🍳 三、中国居民"平衡膳食宝塔"

中国居民平衡膳食宝塔，是根据《中国居民平衡膳食指南》的核心内容，结合中国居民膳食的实际情况，把平衡膳食的原则转化成各类食物的重量，便于人们在日常生活中实行，见图1–1。

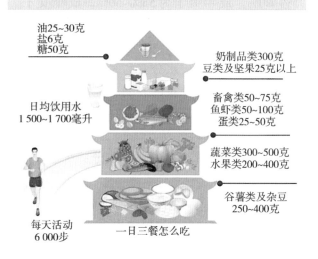

图1–1　中国居民平衡膳食宝塔

（一）中国居民平衡膳食宝塔说明

1.膳食宝塔结构

膳食宝塔共分五层，包含我们每天应吃的主要食物种类。膳食宝塔各层位置和面积不同，这在一定程度上反映出各类食物在膳食中的地位和应占的比重。谷类食物位居底层，每人每天应该吃250~400克；蔬菜和水果居第二层，每天应吃300~500克和200~400克；鱼、禽、肉、蛋等动物性食物位居第三层，每天应该吃125~225克（鱼虾类50~100克，畜、禽、肉50~75克，蛋类25~50克）；奶类和豆类食物合居第四层，每天应吃相当于鲜奶300克的奶类及奶制品和相当于干豆30~50克的大豆及制品。第五层塔顶是烹调油和食盐，每天烹调油不超过25克或30克，食盐不超过6克。膳食宝塔没有建议食糖的摄入量，因为我国居民现在平均吃糖的量还不多，对健康的影响还不大。但多吃糖有增加龋齿的危险，尤其是儿童、青少年不应吃太多的糖和含糖量高的食品及饮料。

新的膳食宝塔图增加了水和身体活动的形象，强调足量饮水和增加身体活动的重要性。水是膳食的重要组成部分，是一切生命必需的物质，其需要量主要受年龄、环境温度、身体活动等因素的影响。饮水应少量多次，要主动，不要感到口渴时再喝水。目前，我国大多数成年人身体活动不足或缺乏体育锻炼，应改变久坐少动的不良生活方式，养成天天运动的习惯，参加一些消耗体力的活动。建议成年人每天进行累计相当于步行6 000步以上的身体活动，如果身体条件允许，最好进行30分钟中等强度的运动。

2.膳食宝塔建议的食物量

膳食宝塔建议的各类食物摄入量都是指食物可食部分的生重。各类食物的重量不是指某一种具体食物的重量，而是一类食物的总量，因此在选择具体食物时，实际重量可以在互换表中查询。如建议每日300克蔬菜，可以选择100克油菜、50克胡萝卜和150克圆白菜，也可以选择150克韭菜和150克黄瓜。膳食宝塔中所标示的各类食物的建议量的下限为能量水平7 550 kJ（1 800 kcal）的建议量，上限为能量水平10 900 kJ（2 600 kcal）的建议量。

（1）谷类、薯类及杂豆

谷类包括小麦面粉、大米、玉米、高粱等及其制品，如米饭、馒头、烙饼、玉米面饼、面包、饼干、麦片等。薯类包括红薯、马铃薯等可替代部分粮食。杂豆包括大豆以外的其他干豆类，如红小豆、绿豆、芸豆等。谷类及杂豆是膳食中能量的主要来源。建议量是以原料的生重计算，如面包、切面、馒头应折合成相当的面粉量来计算，而米饭、大米粥等应折合成相当的大米量来计算。

谷类、薯类及杂豆食物的选择应重视多样化，粗细搭配，适量选择一些全谷类制品、其他谷类、杂豆及薯类。每100克玉米糁和全麦粉所含的膳食纤维比精面粉分别多10克和6克。因此，建议每次摄入50~100克粗粮或全谷类制品，每周5~7次。

（2）蔬菜

蔬菜包括嫩茎、叶、花菜类、根菜类、鲜豆类、茄果、瓜菜类、葱蒜类及菌藻类。深色蔬菜是指深绿色、深黄色、紫色、红色等颜色深的蔬菜，一般含维生素和植物化学物质比较丰富，因此在每日建议的300~500克新鲜蔬菜中，深色蔬菜最好占一半以上。

（3）水果

建议每天吃水果200~400克。在鲜果供应不足时可选择一些含糖量低的纯果汁或干果制品。蔬菜和水果各有优势，不能完全相互替代。

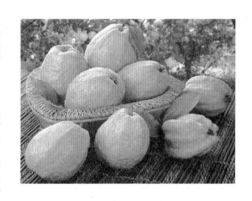

（4）肉类

肉类包括猪肉、牛肉、羊肉、禽肉及动物内脏类，建议每天摄入50~75克。目前，我国居民的肉类摄入以猪肉为主，但猪肉含脂肪较高，应尽量选择瘦畜肉或禽肉。动物内脏有一定的营养价值，但因胆固醇含量较高，不宜过多食用。

（5）水产品类

水产品包括鱼类、甲壳类和软体类动物性食物，其特点是脂肪含量低，蛋白质丰富且易于消化，是优质蛋白质的良好来源。建议每天摄入量为50~100克，有条件可以多吃一些。

（6）蛋类

蛋类包括鸡蛋、鸭蛋、鹅蛋、鹌鹑蛋、鸽蛋及其加工制成的咸蛋、松花蛋等，蛋类的营养价值较高，建议每日摄入量为25~50克，相当于半个至一个鸡蛋。

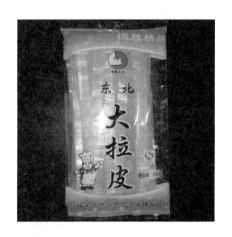

（7）乳类

乳类有牛奶、羊奶和马奶等，最常见的为牛奶。乳制品包括奶粉、酸奶、奶酪等，不包括奶油、黄油。建议量相当于液态奶300克、酸奶360克、奶粉45克，有条件可以多吃一些。

婴幼儿要尽可能选用符合国家标准的配方奶制品。

饮奶多者、中老年人、超重者和肥胖者建议选择脱脂或低脂奶。乳糖不耐受的人群可以食用酸奶或低乳糖奶及奶制品。

（8）大豆及坚果类

大豆包括黄豆、黑豆、青豆，其常见的制品包括豆腐、豆浆、豆腐干及千张等。推荐每日摄入30~50克大豆，以提供蛋白质的量计算，40克干豆相当于80克豆腐干、120克北豆腐、240克南豆腐、650克豆浆。坚果包括花生、瓜子、核桃、杏仁、榛子等，由于坚果的蛋白质与大豆相似，有条件的居民可吃5~10克坚果替代相应量的大豆。

（9）烹调油

烹调油包括各种烹调用的动物油和植物油。植物油包括花生油、豆油、菜籽油、芝麻油、调和油等，动物油包括猪油、牛油、黄油等。每天烹调油的建议摄入量为不超过25克或30克，尽量少食用动物油。烹调油也应多样化，应经常更换种类，食用多种植物油。

（10）食盐

健康成年人一天食盐（包括酱油和其他食物中的食盐）的建议摄入量为不超过6克。一般20毫升酱油中含3克食盐，10克黄酱中含盐1.5克，如果菜肴需要用酱油和酱类，应按比例减少食盐用量。

（二）中国居民平衡膳食宝塔的应用

1.确定适合自己的能量水平

膳食宝塔中建议的每人每日各类食物适宜摄取量范围适用于一般健康成人，在实际应用时要根据个人年龄、性别、身高、体重、劳动强度、季节等情况适当调整。年轻人、身体活动强度大的人需要的能量高，应适当多吃些主食；年老、活动少的人需要的能量少，可少吃些主食。能量是决定食物摄入量的首要因素，一般来说，人们的进食量可自动调节，当一个人的食欲得到满足时，对能量的需要也就会得到满足。但由于人们膳食中脂肪摄入的增加和日常身体活动减少，许多人目前的能量摄入超过了自身的实际需要。对于正常人，体重是判断能量平衡的最好指标，每个人应根据自身的体重及变化适当调整食物的摄入，主要应调整的是含能量较多的食物。

中国成年人平均能量摄入水平（见表1-2）是根据2002年中国居民营养与健康状况调查的结果进行适当修正形成的。它可以作为消费者选择能量摄入水平的参考。在实际应用时每个人应根据自己的生理状态、生活特点、身体活动程度及体重情况进行调整。

表1-2　中国成年人平均能量摄入水平（修正值）

年龄组	城市/kJ（kcal）		农村/kJ（kcal）	
	男	女	男	女
18~59岁	9 200（2 200）	7 550（1 800）	10 900（2 600）	9 200（2 200）
60岁以上	8 350（2 000）	6 700（1 600）	10 050（2 400）	8 350（2 000）

*年龄18~79岁，BMI：18.5~24.9 kg/m²，无高血压、糖尿病、血脂异常。

2.根据自己的能量水平确定食物需要

膳食宝塔建议的每人每日各类食物适宜摄取量范围适用于一般健康成年人，按照7个能量水平分别建议了10类食物的摄入量，应用时要根据自身的能量需要进行选择（见表1–3）。建议量均为食物可食部分的生重量。

表1–3 按照7个不同能量水平建议的食物摄入量（g/d）

能量水平	6 700 kJ 1 600 kcal	7 550 kJ 1 800 kcal	8 350 kJ 2 000 kcal	9 200 kJ 2 200 kcal	10 050 kJ 2 400 kcal	10 900 kJ 2 600 kcal	11 700 kJ 2 800 kcal
谷类	225	250	300	300	350	400	450
大豆类	30	30	40	40	40	50	50
蔬菜	300	300	350	400	450	500	500
水果	200	200	300	300	400	400	500
肉类	50	50	50	75	75	75	75
乳类	300	300	300	300	300	300	300
蛋类	25	25	25	50	50	50	50
水产品	50	50	75	75	75	100	100
烹调油	20	25	25	25	30	30	30
食盐	6	6	6	6	6	6	6

膳食宝塔建议的各类食物摄入量是一个平均值。每日膳食中应尽量包含膳食宝塔中的各类食物。但无须每日都严格照着膳食宝塔建议的各类食物的量吃，例如烧鱼比较麻烦，就不一定每天都吃50~100克鱼，可以改成每周吃2~3次鱼、每次150~200克较为切实可行。实际上平日喜欢吃鱼的多吃些鱼、愿吃鸡的多吃些鸡都无妨碍，重要的是一定要经常遵循膳食宝塔各层中各类食物的大体比例。在一段时间内，比如一周，各类食物的摄入量的平均值应当符合膳食宝塔的建议量。

3.食物同类互换，调配丰富多彩的膳食

人们吃多种多样的食物不仅是为了获得均衡的营养，也是为了使饮食更加丰富多彩，以满足人们的口味享受。假如人们每天都吃同样的50克肉、40克豆，难免久食生厌，那么合理营养也就无从谈起了。膳食宝塔包含的每一种食物中都有许多品种，虽然每种食物都与另一种不完全相同，但同一类中各种食物所含营养成分往往大体上相似，在膳食中可以互相替换。

应用膳食宝塔可把营养与美味结合起来，按照同类互换、多种多样的原则调配一日三餐。同类互换就是以粮换粮、以豆换豆、以肉换肉。例如，大米可与面粉或杂粮互换，馒头可与相应量的面条、烙饼、面包等互换；大豆可与相当量的豆制品互换；瘦猪肉可与等

量的鸡、鸭、牛、羊、兔肉互换；鱼可与虾、蟹等水产品互换；牛奶可与羊奶、酸奶、奶粉或奶酪等互换。

多种多样就是选用品种、形态、颜色、口感多样的食物和变换烹调方法。例如每日吃40克豆类及豆制品，掌握了同类互换多种多样的原则就可以变换出多种吃法，可以全量互换，即全换成相当量的豆浆或豆干，今天喝豆浆、明天吃豆干；也可以分类互换，如1/3换豆浆、1/3换腐竹、1/3换豆腐。早餐喝豆浆，中餐吃凉拌腐竹，晚餐再喝碗酸辣豆腐汤。

4.要因地制宜充分利用当地资源

我国幅员辽阔，各地的饮食习惯及物产不尽相同，只有因地制宜充分利用当地资源才能有效地应用膳食宝塔。例如，牧区奶类资源丰富，可适当提高奶摄入量；渔区可适当提高鱼及其他水产品摄入量；农村山区则可利用山羊以及花生、瓜子、核桃、榛子等资源。在某些情况下，由于地域、经济或物产所限无法采用同类互换时，也可以暂用豆类代替乳类、肉类；或用蛋类代替鱼、肉；不得已时也可用花生、瓜子、榛子、核桃等坚果代替大豆或肉、鱼、奶等动物性食物。

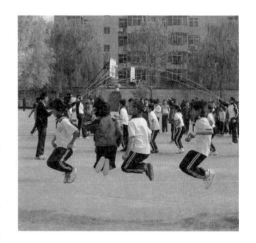

5.要养成习惯，长期坚持

膳食对健康的影响是长期的结果。应用于平衡膳食宝塔需要自幼养成习惯，并坚持不懈，才能充分体现其对健康的重大促进作用。

第二章　常见食物的营养价值

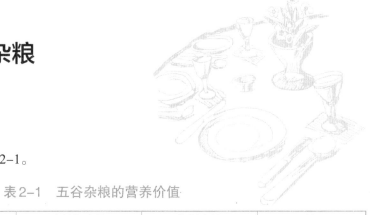

第一节　五谷杂粮

五谷杂粮的营养价值见表2-1。

表2-1　五谷杂粮的营养价值

名称	营养素	功效与主治	食用方法	注
粟米（小米）	每100克含蛋白质9.7克、脂肪3~5克、淀粉72~76克、钙29毫克、磷240毫克、铁4.7~7.8克	能益气健脾胃，滋阴清虚热，利二便，治反胃、泻痢、消渴等	多用小米煮粥，用米面蒸馅馍	不宜与杏同食
糯米（江米）	含有多量碳水化合物和蛋白质、脂肪、维生素B₁、维生素B₂、烟酸、钙、磷、铁等	"脾之谷"能补脾肺，缓中止泻。治消渴尿多、体虚自汗、便溏等	多用于蒸八宝饭，蒸粽子等	《罗氏会约医镜》载："但性黏滞，病人及小儿忌之。多食昏五脏，令人贪睡。"
粳米（大米）	主要成分是碳水化合物、蛋白质、脂肪、纤维素，也富含人体所需的其他微量元素	能补中益气，健脾和胃养精，除烦止渴止泻等。治脾胃不和、中气不足、烦渴等	多用于蒸制主食米饭，熬大米粥	大米不宜与蕨菜同食，因为会降低维生素B₁的消化吸收
玉米	能提供蛋白质、纤维素、维生素B₆、叶酸、锌、钾等营养素	能调中开胃，渗湿利尿，利胆降脂。治尿路炎症及胆囊炎、肝炎、黄疸、高血压、糖尿病等	多用于熬玉米粥、蒸玉米面窝头、鲜玉米用于炒菜，如松子玉米等	玉米发霉后会产生致癌物，所以绝对不能食用
高粱	高粱中铁、钠的含量较高。高粱还含有蛋白质、脂肪、碳水化合物、钙，赖氨酸含量高，单宁含量较低	高粱性温，有和胃健脾、凉血、解毒、止泻的功效，可用来防治积食、消化不良、湿热下痢和小便不利等多种疾病	多用于煮粥、蒸高粱面馍等	阴虚内热者不宜大量食用
小麦	小麦中含有丰富的蛋白质、脂肪、碳水化合物、维生素和无机盐，蛋白质9.8%，脂肪1.8%，碳水化合物70%，钙、磷、铁、硫胺素、核黄素、烟酸	能养心健脾，厚肠胃，除热止渴，是人体能量来源常用的粮食之一	小麦可制作的食品种类很多，蒸制可成馒头，水煮如面条，烘焙如面包，烙制如烧饼，油炸如油条，麦仁可用于煮粥等等	

续表

名称	营养素	功效与主治	食用方法	注
大麦	大麦主要含有淀粉、蛋白质、脂肪和矿物质，还富含维生素E和多种微量元素	食用大麦可以消暑热，可以治疗胃炎及十二指肠球部溃疡等病；有消食回乳、消水肿等功效	籽粒用于做汤、做粥、做面包等	
燕麦	富含淀粉、蛋白质、脂肪、氨基酸、脂肪酸含量也较高，还含有维生素B_1、维生素B_2和少量的维生素E、钙、磷、铁以及谷类作物中独有的皂苷	燕麦有补益脾胃、滑肠催产、止虚汗和止血的功效。常食燕麦能够降血脂、降血压、降甘油三酯，是老年人理想的食品	燕麦片、燕麦粥都是很好的早餐食品，燕麦粉也是制作高级饼干、糕点、儿童食品的原料	燕麦不宜长时间高温烹煮，否则会破坏维生素，不利于营养吸收，一次不宜吃得过多
红薯（白薯、甘薯、番薯、山芋、地瓜）	红薯中含糖类、蛋白质、钙、磷及多种维生素，并含有一种具有特殊功能的黏蛋白	红薯味甘，性平，具有补中和血、益气生津、宽肠胃、通便之功效。主治脾虚肠燥，湿热黄疸、水肿、夜盲	红薯可以烤，红薯粉蒸馍，压红薯面条，做粉条等，还可以切成块煮粥，红薯还可以做菜肴，如醋熘红薯丝、拔丝红薯等	忌食黑斑红薯，以免中毒。有红薯不能与鸡蛋同食的说法，但没有根据
黑豆（乌豆）	黑豆含有蛋白质、脂肪、糖类、胡萝卜素、维生素B_1、维生素B_2、维生素B_{12}、异黄酮苷和多种皂苷、胆碱、有机酸等	豆有五色，各入五脏，黑豆"肾之谷也"。能补肾、镇心、明目、祛风活血、解毒消肿。治口渴、水肿、疮疡、眼炎、二便不调等	可以整粒煮食，炒食或油炸食用，也可磨豆浆、豆粉等。泡黑豆芽	《本草备要》载：畏五参，龙胆、猪肉，忌厚朴和蓖麻子。服四环素、土霉素时不宜食用
黄豆（黄大豆）	黄豆每100克可食部约含蛋白质49.8克、脂肪12.1克、碳水化合物18.9克，还含有钙、磷、铁、维生素A、维生素B_1、维生素B_2、维生素B_{12}	有"豆中之王"和"植物肉"等美称。能健脾益胃，清热利气，散五脏结积。治肾病、水肿、肿毒等	黄豆食法甚多，可煮食、炒食、油炸食。可做豆浆、豆制品、蒸馒头、蒸饼等，亦是代乳粉的主要原料。还可制黄豆芽，鲜毛豆做菜肴配料，我国回族人民用于做点心，此外可供榨油、制酱等	多食生痰咳嗽。过量服食，导致疲倦昏睡。服四环素、土霉素时忌用
红小豆（赤小豆、赤豆、红豆）	红小豆中每100克含蛋白质20.7克、脂肪0.5克、碳水化合物58克、粗纤维4.9克、钙67毫克、铁、维生素B_1、维生素B_2、烟酸等	红小豆性味甘、酸、平。有健脾利湿、清热利尿、解毒消肿之功效	食用方法是煮汤和做豆沙包馅，可做赤豆汤、小豆粥，也可煮烂成成赤豆泥、澄沙等，与面粉掺和后可制各式糕点	蛇咬伤忌食，多尿者忌用，久食令人枯燥体瘦

名称	营养素	功效与主治	食用方法	注
绿豆 （青小豆）	含有蛋白质、脂肪、碳水化合物、钙、磷、维生素A、维生素B_1、维生素B_2、烟酸、磷脂、肽类及多种氨基酸	绿豆性味甘、寒，具有清热解毒、明目降压、去脂保肝、止渴利尿、防止动脉粥样硬化，还具有抗过敏和哮喘、荨麻疹等变态反应性疾病	绿豆可与大米、小米掺和制作干饭、稀粥等。绿豆煮粥熬汤，豆粉可制绿豆糕或摊制豆皮及锅巴菜，还可制豆蓉等馅心。可泡绿豆芽、做绿豆粉丝、绿豆面条等	服药期间不宜多食。脾胃虚寒滑泻者慎用，不要与狗肉同食
蚕豆	蚕豆每100克约含蛋白质28.2克、脂肪0.8克、碳水化合物48.6克、钙71毫克、磷340毫克。另含维生素B_1、维生素B_2、烟酸、磷脂等	能健脾利湿，清热涩精。治体虚食少、水肿、遗精、带下、脚气等	蚕豆可炒、煮、炸。煮烂捣成泥，可做馅心糕点；用水发芽后做菜，嫩蚕豆可做新鲜蔬菜食用，干蚕豆还可用于制酱等	糖尿病、高血压患者忌多食
白芝麻	含有大量的脂肪、蛋白质，还有糖类、维生素A、维生素E、卵磷脂、钙等	能滋养肝肾、润燥、滑肠、补肺气、明耳目、耐饥渴。治虚劳便秘、小儿头疮	多用于糕点、面食的辅料、芝麻盐，用于加工小磨油	脾弱便溏者不宜多食

第二节　蔬菜

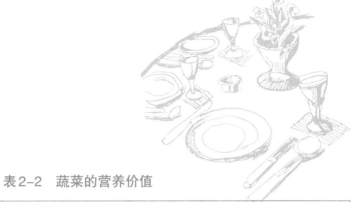

蔬菜的营养价值见表2-2。

表2-2　蔬菜的营养价值

名称	营养素	功效与主治	食用方法	注
大白菜	每100克可食部约含蛋白质1.4克、脂肪0.1克、碳水化合物3克、粗纤维0.5克、钙33克、磷42毫克、铁0.4毫克。另含维生素A、维生素B_1、维生素B_2、维生素C、烟酸等	有养胃利肠、除烦解酒、清热利尿的功效	大白菜可用来炒、拌、扒、红烧、醋熘、腌酱、涮等，又可做泡菜、馅心，做荤菜的配头，还可以晒制成干菜	要避免食用腐烂的大白菜，胃寒腹痛者不宜食用
卷心菜（包菜）	每100克约含蛋白质1.4克、脂肪0.2克、碳水化合物2.3克、钙62毫克、磷28毫克、铁0.7毫克。另含维生素A、维生素B、烟酸、维生素C和磷较多	卷心菜性味甘、平，宽胸除烦、解酒消食、益心肾、明耳目的功效	可用来炒、醋熘、酸渍、腌、酱。在一般的面点中，也可以用它做馅心和荤菜的配料	
菠菜	每100克可食部约含蛋白质2克、脂肪0.2克、碳水化合物2克、粗纤维0.6克、钙70毫克。另含磷、铁、维生素A、烟酸、芸香苷、氟、维生素B_1、维生素B_2、维生素C、维生素E、叶酸和锌	菠菜性味凉，能养血、止血、利五脏，开膈调中，通脉润燥，清胃肠热，解酒毒	一般用来炒，做汤、凉拌、红烧、做馅，也可做各种荤菜的配料	不宜与豆腐、牛奶同煮食。忌加碱煮食
油菜（芸苔菜、红油菜、寒菜）	油菜含蛋白质、脂肪、碳水化合物、钙、磷、铁、维生素A、维生素B、维生素C，并含少量槲皮苷、维生素K	能清肺止咳、消肿散血，和中滑肠利便。治劳伤吐血、痈肿、丹毒乳疮、血痢难产	油菜营养丰富，为家庭常食的蔬菜，如蒜茸炒油菜等。油菜还是一种油料作物，菜籽可以榨油	吃剩的油菜过夜不宜再吃。孕早期女性，小儿麻疹后期，患有疥疮、狐臭的人不宜多吃

续表

名称	营养素	功效与主治	食用方法	注
芹菜 （旱芹、香芹、药芹、蒲芹）	芹菜含蛋白质、脂肪、碳水化合物、粗纤维、芹菜苷、挥发油，含有较多的钙、铁、磷、维生素丰富	有水、旱两种，性味和功效相近，能平肝清热，祛风利湿，养精益气，润肺止咳，健齿利喉，明目、降压、镇静。治高血压、眩晕头痛、面红目赤、咳嗽痰喘，月经不调、赤血带下	芹菜食用广泛，可单独炒食、拌食，也可以腌制或做某些荤菜的配料，还可制馅等。如：芹菜炒豆腐干、芹菜饺子等	芹菜有降血压的作用，血压低的人少食。 烹饪时间不宜过久，以免维生素C流失
小白菜 （油白菜）	与大白菜相似	能利胃肠、消食积、清热除烦、宣肺理气，解瘀散毒	可用来炒、醋熘、凉拌、做汤及做馅	小白菜宜买回当天食用
菜花 （花菜、花椰菜）	含有多种维生素和矿物质，而且维生素C的含量较多	能开音，止咳、预防感冒和抗癌。治肺病、咳嗽等	主要食用方法有拌、炝、腌、泡、烧、炒、渍等，菜肴如菜花炒肉丁、烧菜花等	菜花猪肝同时食用不利于营养的吸收。菜花加牛奶影响钙吸收
茄子 （茄瓜、昆仑瓜）	紫皮茄子每100克可食部约含蛋白质2.3克、脂肪0.1克、碳水化合物3.1克、钙22毫克、磷31毫克、铁0.4毫克、维生素A 0.04毫克、维生素B_1 0.3毫克、维生素C 3毫克、烟酸0.5毫克	茄子性味甘、凉，有清热活血、止痛消肿的功效。茄子含维生素P，尤以紫茄子含量较高，它能增强毛细血管的弹性，防止血管硬化及脑出血，也有助于伤口愈合。茄子中含葫芦巴碱，是一种抗癌活性物质，又含腺嘌呤，能防治白细胞减少症	茄子可烧、炒、炖、拌茄泥，做茄卤（以上荤素皆可），也可腌、酱、干制等，其营养价值不如绿叶菜类	茄子不与黑鱼、蟹同食，老茄子不食
西红柿 （洋柿子、西红柿）	西红柿每100克可食部约含钙8毫克、磷37毫克、铁0.4毫克、维生素A 0.31毫克、维生素B_1 0.03毫克、维生素B_2 0.02毫克、维生素C 11毫克、烟酸0.6毫克，并含柠檬酸、苹果酸胆碱和西红柿碱	有"天然维生素C""菜中之果"和"金苹果""爱情果"等称誉。能健胃消食，凉血平肝，止渴生津，益肾利尿，清热解毒，降压、抗衰老、防癌。防治高血压、冠心病、牙龈出血	西红柿生食、熟食均可。它不但可做汤，做冷热菜，也可像水果那样生吃，还可加工成西红柿酱、西红柿汁	未成熟的不宜食用，脾胃虚寒者不宜多食

续表

名称	营养素	功效与主治	食用方法	注
辣椒 （番椒、辣茄、秦椒）	含蛋白质、脂肪、碳水化合物、钙、磷、铁、维生素B₁、维生素B₂、烟酸，辣椒富含维生素A和维生素C	能温中开胃、行血、消食、散风驱寒、兴奋发汗。治寒滞腹痛、呕吐泻痢、风湿性关节炎、冻疮未溃、疥癣、秃发等	辣椒可做菜肴的配料，也可单独炒食，还可以晒干制成粉末，做调味品	辣椒为辛热之物，刺激性较强，患有炎症性疾病的人不宜吃辣椒
扁豆 （芸豆、四季豆、菜豆）	扁豆每100克可食部约含蛋白质20.4克、碳水化合物60.5克，还含有丰富的磷、钙、铁、锌及一定量的脂肪，维生素A和B族维生素也丰富	四季豆含丰富的蛋白质，具有美肤、促进成长及提高注意力的作用。中医则认为四季豆具有明目、消水肿的功能，主治虚寒、呕吐、腹胀、久痢，同时具有补血、造血功效	四季豆供熟食，其嫩荚脆嫩，可掐成段后，供烧煮、焖，也可焯水后切成丝或丁、片拌食，还可以制馅、干制等	因含有凝集素和溶血素，要彻底加热，破坏毒素
黄瓜 （胡瓜、王瓜、刺瓜）	黄瓜含多糖、芦丁、维生素C、维生素B₂、多种游离氨基酸，黄瓜还含有丰富的维生素A及矿物质	黄瓜性味甘、凉，有除热利水、止渴解毒功效。黄瓜含葫芦素，尤以头部近瓜蒂部分为多，有抗癌活性。黄瓜含糖量很低，糖尿病人极为适宜	黄瓜生食、熟食均可，主要用作菜肴的配料，也可凉拌、腌、酱、泡等	不宜与辣椒、花菜、菠菜、小白菜、西红柿、柑橘同食
冬瓜 （东瓜、白瓜、枕瓜）	冬瓜每100克可食部约含蛋白质0.4克、碳水化合物2.4克，还含粗纤维、钙、磷、铁、烟酸、维生素A、维生素B₁、维生素B₂、维生素C	冬瓜的功效主要是利尿消肿，清热解毒，可利水、消痰，更可以去心火、止渴消烦、祛湿泻热；对于水肿、痘疹、痔疮、哮喘、糖尿病等病痛都可达到缓解的作用	冬瓜最宜于烧汤或烧食，也可做蜜饯。主要食用方法有：汆、烧、瓤、熬、炖肉、汆丸子、制馅、制蜜饯等	体质虚弱、胃寒的人，不适宜常吃冬瓜
南瓜 （北瓜、倭瓜、麦瓜）	南瓜肉含多种氨基酸、维生素A、B族维生素、维生素C及多糖、甘露醇等	南瓜具有补中益气、解毒杀虫、营养滋补、增强抵抗力、抗老化、预防癌症等功效	南瓜可炒食，也可做馅包饺子、熬南瓜汤。幼嫩南瓜蒸着吃，味道更美	南瓜吃多了会助长湿热，患有毒疮、黄疸者不宜多食
苦瓜 （凉瓜、癞葡萄）	苦瓜含苦瓜苷、多种氨基酸、钙、磷、铁，富含维生素C	苦瓜有促进食欲、解渴清凉、解毒等作用，苦瓜碱对许多肿瘤有抑制作用	苦瓜可以用来炒、煮汤、烩、凉拌或腌渍等。如凉瓜烩牛柳等	胃虚寒，体形瘦弱者，或女性生理期虚寒乏力、下腹冷痛者宜少吃

名称	营养素	功效与主治	食用方法	注
丝瓜 （天丝瓜、天罗、绵瓜）	丝瓜含蛋白质、脂肪、多量维生素C、维生素B_1、并含皂苷、黏液质、瓜氨酸、木聚糖等，所含铁质相当丰富	丝瓜性味甘、凉，有清热解毒、凉血化痰的功效。有明目和治喘病的效用	丝瓜多用于做配料，或用于清炒	脾胃虚弱、腹泻或者生病的人少食
土豆 （洋芋、马铃薯、山药蛋、洋山芋）	土豆每100克可食部约含蛋白质2.3克、脂肪0.1克、碳水化合物16.6克、钙11毫克、磷64毫克、铁1.2毫克、维生素C16毫克，另含茄碱、块茎葛素	有补气、健脾、消炎的功效。可预防维生素C缺乏病，有利于胃肠与心血管的健康，预防便秘及大肠癌的产生	土豆可做主食代替粮食，亦可用于烧、炖、熘等烹制菜肴，也可用于做各种点心糕点	发芽的土豆不能食用
山药 （薯蓣、怀山药、淮山药）	山药中含淀粉16%及皂苷、黏液质、胆碱、糖蛋白、维生素C、淀粉酶、碘及16种氨基酸等	山药可增强免疫系统，能固肾益精、健胃整肠，能调降血糖	主要食用方法有：与肉同烧、制作拔丝蜜汁、制泥，做馅料，蘸糖食用等	便秘严重者、肠胃胀气的人少食用
姜 （嫩姜）	生姜含挥发油0.25%~0.3%，辣味成分为姜辣素、姜酮，尚含多种氨基酸及淀粉等	生姜性味辛、温。有解表散寒，温中止呕、化痰止咳的功效。可以降低胆固醇及甘油三酯	姜的使用范围很广，其根茎可炒食、腌制、酱制、糖渍及糕点食品的原料。还是必不可少的调味品	易流鼻血者忌用
藕 （莲藕、藕丝菜）	藕含淀粉、蛋白质、天门冬素、维生素C	藕可清热除烦、生津，也具有补血、安神的功效，还可舒缓肠胃不适、润肺、促进消化、收敛止血	藕一般用于凉拌，也可以炖烧、煮食或制成蜜饯，还可以腌、酱	煮莲藕时忌用铁器，以免引起食物发黑
蘑菇 （蘑菇菌、鸡足蘑菇）	蘑菇含有多种营养素，多种游离的氨基酸，还含胰蛋白酶、麦芽糖酶、酪氨酸酶、锰、铜、锌	有安神降压、开胃消食、化痰理气的功效，可以降血糖和保肝	蘑菇可以做荤菜的辅料，也可以做素菜	蘑菇不与野鸡同食

第三节 肉类

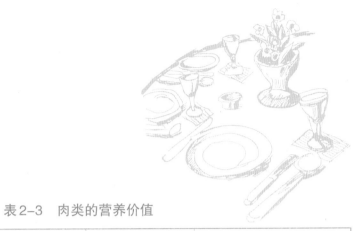

肉类的营养价值见表2-3。

表2-3 肉类的营养价值

名称	营养素	功效与主治	食用方法	注
猪	瘦猪肉含蛋白质16.7%，脂肪28.8%，并含丰富的磷、锌、硒、硫胺素、烟酸，一定量的钙、铁、维生素E以及少量的维生素A、B族维生素等	猪肉性味甘、咸、平。有补肾养血、滋阴润燥的功效。其中补血作用以瘦肉为长	猪不同的部位作用不一样，瘦肉可以用来炒、爆、煎、炸等	猪肉忌与黄豆、羊肝、虾、牛肉同食
羊	羊肉含蛋白质18.2%，脂肪13.8%，并含丰富的磷、钾，较丰富的钙、铁、烟酸、锌、硒，以及少量的其他营养素	羊肉性味甘、热，有补虚益气、温中暖下、补肾壮阳的功效，以冬季食之为宜，其热量比牛肉高，可促进血液循环，以增强御寒能力	羊的部位比较多，就羊肉来说，多用于涮、烤、爆、炒、煎等	羊肉不宜与豆酱、醋、荞麦面、乳酪同食
牛	牛肉含蛋白质20.1%，脂肪10.2%，并含丰富的磷，较丰富的烟酸、铁，一定量的钙，以及少量的维生素A、B族维生素	牛肉味甘，黄牛肉偏温，水牛肉偏凉，有补脾胃、益气血、强筋骨的功效	牛肉的不同部位用途不同，如瘦肉多用于炸、熘、炒、爆、卤、酱等	牛肉不宜与猪肉、白酒、韭菜、生姜同食
鸡	鸡肉含蛋白质21.5%，脂肪2.5%，并含丰富的硒、钾、磷、烟酸、较丰富的维生素A，一定量锌、钙、铁以及少量的其他营养素	鸡肉性味甘温，有温中益气补精添髓的功效。尤对体虚弱、产后或病后的调补更为适宜	鸡可食用的部位较多，就鸡肉来说可用于烧、扒、炒、爆、炸、制蓉泥等	鸡肉不与鲤鱼同烹

名称	营养素	功效与主治	食用方法	注
鸭	鸭肉含蛋白质16.5%,脂肪7.5%,并含丰富的硒、磷、钾及烟酸、钙、锌、维生素A、B族维生素等其他营养素	鸭肉性味甘咸、微寒,有滋阴养胃、利水消肿的功效。治虚劳发热,咳吐痰血	公鸭肉粗糙而略腥,油脂较少,适于炒、酱、卤、腌、盐水、锅烧等。母鸭肉细嫩而油脂丰满,鲜而腥味少,适于炖、扒,子鸭肉嫩骨脆,适于炒、爆、炸等	鸭肉不与鳖肉同食
鹅	鹅肉含蛋白质、脂肪、钙、磷等	鹅肉性味甘、平,有益气补虚、和胃止渴的功效	鹅适于烧烤、红焖、煨汤、盐水、腌卤、糟醉等	鹅肉不宜过量食用
鸽子(鹁鸽、飞奴)	鸽肉含水分75.1%,粗蛋白质22.1%,粗脂肪1%,灰分1%	鸽肉性味咸、平,有滋肾益气、祛风解毒的功效	鸽子肉嫩、味鲜、适于烧、炖、蒸、煨等	食积胃热及孕妇不宜食用

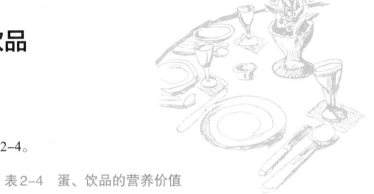

第四节　蛋、饮品

蛋、饮品的营养价值见表2-4。

表2-4　蛋、饮品的营养价值

名称	营养素	功效与主治	食用方法	注
鸡蛋	鸡蛋每100克可食部含蛋白质14.7%，脂肪11.6%，钙55毫克、磷210毫克，还含有相当量的维生素A、维生素D、维生素B_1、维生素B_2、烟酸等	鸡蛋性味甘、平，有滋阴润燥、养心安神、补气养血的功效	鸡蛋可用于做菜肴外，还多用于中西点心、饼干、面包、奶糕、冷饮等。菜肴如炒鸡蛋、蒸水蛋等	食用鸡蛋须适量，生鸡蛋不宜吃
鸭蛋	鸭蛋含蛋白质12.3%，脂肪12.3%，并含有丰富的磷、硒、钾及一定量的钙、铁、维生素A、B族维生素、卵磷脂等有益成分	鸭蛋性味甘、凉，有滋阴清肺的功效	鸭蛋除做菜肴外，一般用作制再制蛋，主要有松花蛋、咸蛋、糟蛋等	中老年人不宜多食
鹌鹑蛋	鹌鹑蛋含蛋白质12.3%，脂肪12.3%，并含丰富的磷、维生素A，较丰富的钙、铁以及少量的B族维生素。另外还含有卵磷脂、芦丁等有益成分	鹌鹑蛋性味甘、平，有益气补血、强筋壮骨的功效	烹制方法如鸡蛋	胆固醇高，不宜多食
鸽蛋	鸽蛋含蛋白质9.5%，脂肪6.4%，并含丰富的钙、磷、铁，以及少量微量元素	鸽蛋甘、咸、平，有补肾益气的功效，适用于治疗肾虚和气虚所致的腰膝酸软、疲乏无力、心悸头晕等症	烹制方法如鸡蛋，多用做滋补菜肴和造型菜肴	一次食用量不宜多

续表

名称	营养素	功效与主治	食用方法	注
牛乳 （牛奶）	牛乳中含有三种磷脂，即卵磷脂、脑磷脂和神经磷脂，其主要成分是蛋白质、脂肪、乳糖、无机盐、维生素、酶	牛乳性味甘、平。有补气益血、补肺养胃、生津润肠的功效	牛乳除饮用外，可用于制作菜肴，如甜菜脆皮鲜奶等，还可制冷饮及冰点或用于制作高级点心	1.不与酸性饮料同饮。 2.牛奶加热前不宜放糖，加热后稍凉再加糖
羊乳	羊奶与牛奶比较，山羊奶较富于脂肪及蛋白质	羊奶养肺、润燥止咳，能治肺痨、咯血等	主要用于饮用及制作奶制品	1.不与酸性饮料同饮。 2.加热前不宜放糖，加热后稍凉再加糖
马乳	马奶含蛋白质、脂肪、碳水化合物	马奶性味甘、凉，有补血润燥、清热止渴的功效	主要用来酿造马奶酒	1.不与酸性饮料同饮。 2.加热前不宜放糖，加热后稍凉再加糖

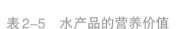

第五节 水产品

水产品的营养价值见表2-5。

表2-5　水产品的营养价值

名称	营养素	功效与主治	食用方法	注
龙虾	每100克虾肉中含蛋白质16.4克、脂肪1.8克、碳水化合物0.4克、热量347千焦，还含有丰富的钙、磷、铁、维生素A、维生素C、烟酸等	补肾壮阳、通乳、缩尿固精、益气托脓、化瘀解毒。主要用于肾虚阳痿、遗精、早泄、乳汁不下、丹毒、小便频数或失禁等	龙虾肉多用于爆、刺身等	忌荆芥
螃蟹	每100克蟹肉中含蛋白质14克、脂肪2.6克、碳水化合物0.7克、钙141毫克、磷191毫克、铁0.8毫克。另含维生素A、维生素B_1、维生素B_2，还含有烟酸和10多种游离氨基酸，胡萝卜素138微克，另外还含有甲壳素	蟹肉用于清热散结、通脉滋阴、补肝肾、生精髓、壮筋骨。凡肝虚血少、肾亏骨软、腰酸腿软、眩晕健忘者，可为食疗补品	蟹肉用于葱姜焗、清蒸、炒、炸等	不与柿子同食，患有腹泻、皮肤病、冠心病、胃炎、十二指肠溃疡、胆石症、胆囊炎、肝炎的人少吃或不吃
鲍鱼（九孔鲍）	鲍鱼蛋白质含量颇高。鲜品为24%，干品高达40%以上，还含脂肪、碳水化合物、钙、铁、碘和多种维生素	鲍鱼性味甘、咸平。有滋阴清热、益精明目的功效。鲍鱼肉中含有鲍灵素，有较强的抑制癌细胞生长的作用	鲍鱼可拌食、烧制，做汤或加工成干鲍鱼，加工成罐头鲍鱼	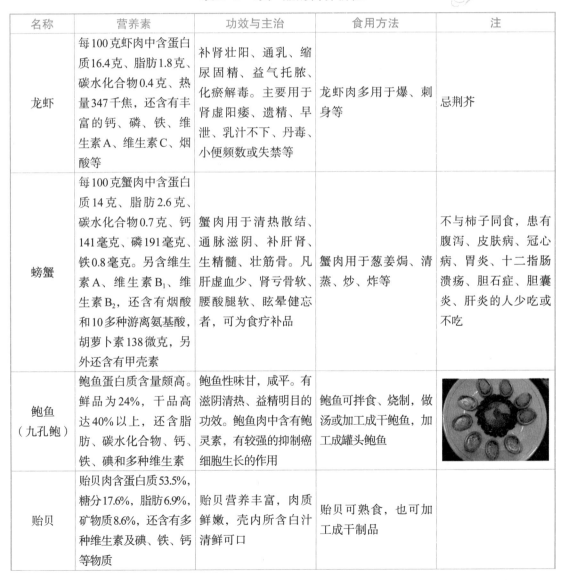
贻贝	贻贝肉含蛋白质53.5%，糖分17.6%，脂肪6.9%，矿物质8.6%，还含有多种维生素及碘、铁、钙等物质	贻贝营养丰富，肉质鲜嫩，壳内所含白汁清鲜可口	贻贝可熟食，也可加工成干制品	

续表

名称	营养素	功效与主治	食用方法	注
海蜇	海蜇的营养价值高，鲜品含蛋白质5%，糖分0.01%，并含有人体所需要的多种维生素	海蜇鲜美可口，脆嫩，经济价值较高	海蜇皮与海蜇头主要用于凉拌，是宴会常用的凉菜之一	
乌贼（乌鱼、墨鱼）	乌贼含蛋白质14.1%，脂肪5.5%，矿物质13%，还有一定量的碳水化合物、维生素、钙、磷、铁	乌贼鱼性味咸干。有健脾利水、止血温经的功效，对提高免疫力，防止骨质疏松，治倦怠乏力、食欲不振有辅助作用	乌贼可以鲜食、爆，还可以加工成干制品	适宜贫血、劳损腰痛、神经衰弱者及孕妇
甲鱼（圆鱼、团鱼、水鱼）	甲鱼肉含蛋白质、脂肪、碳水化合物、动物胶、钙、磷、铁、维生素B₁、维生素B₂、烟酸、维生素A等	甲鱼性味甘、平，有滋阴凉血、清热散结、益肝益肾健骨的功效	甲鱼肉鲜美，营养丰富，适于红烧、炖汤、清蒸等。药用价值亦高	不宜与苋菜、猪肉、兔肉、鸭肉、鸭蛋、芥末同食
泥鳅	泥鳅含蛋白质、脂肪、糖类、钙、磷、铁、维生素A、维生素B₁、维生素B₂、烟酸	泥鳅性味甘、平，有补中气、祛湿邪的功效	泥鳅肉质细嫩，可清炖、红烧	不宜过食
鳝鱼（黄鳝、长鱼）	鳝鱼含蛋白质、脂肪、钙、磷、铁等	鳝鱼性味甘、温，有补虚损、除风湿、强筋骨的功效，并有调节血糖作用	鳝鱼可清炖、清炒、酥制、红烧、清蒸、油炸、酱爆、煮羹，既可食用，亦可药用	不宜与狗肉、狗血同食
鲶鱼（年鱼、粘鱼）	每100克鲶鱼肉含蛋白质14.4克、脂肪20.6克、热量1 015.7千焦	鲶鱼滋阴养胃，有补虚催乳、利尿止痢的功效	鲶鱼适于红烧、炖汤	
黑鱼（生鱼、乌鱼、鳢鱼）	每100克黑鱼肉含蛋白质19.8克、脂肪1.4克、热量384.6千焦、钙、磷、铁、硫胺素、核黄素。尾部肌肉含瓜氨酸、脯氨酸、丝氨酸等18种游离氨基酸等	黑鱼性味寒、甘，补脾利水，壮阳益阴，养心补肾、养血补虚	黑鱼适于制作鱼片、鱼条、鱼丁等，以做熘鱼片和煮汤为佳	

名称	营养素	功效与主治	食用方法	注
鳜鱼 （桂鱼）	每100克鳜鱼肉含蛋白质18.5克、脂肪3.5克、热量443千焦、钙79毫克、磷143毫克、铁0.7毫克、硫胺素、核黄素、烟酸、维生素B_2	补气血，健脾胃，主要用于虚劳羸、贫血、咳嗽、肠风便血等	鳜鱼肉质细嫩，味道鲜美，适于红烧、干烧、清蒸、炸、炖、熘等，以清蒸、清炖为最好	
草鱼 （鲩鱼）	草鱼含蛋白质、脂肪、钙、磷、铁、维生素B_1、维生素B_2、烟酸等	草鱼性味甘、温，有暖胃和中、平肝祛风的功效	草鱼一般适于红烧、清炖、清蒸，也可加工成片、块烹制	
鲫鱼 （鲋鱼、鲫瓜子）	鲫鱼含蛋白质丰富，并含少量脂肪、碳水化合物，含钙、磷、铁等多种微量元素，及维生素B_1、维生素B_2、烟酸等	鲫鱼性味甘、平，有健脾利湿、清热解毒、通络下乳的功效	鲫鱼一般适于干烧、干炸、酥、氽汤、清蒸等	不可与鸡、羊、狗、鹿肉同食，不宜与麦冬、沙参、芥菜同食
鲤鱼 （拐子、桃花春、朱砂鲤子）	鲤鱼含丰富的蛋白质和多种游离氨基酸，亦含有多种维生素、钙、磷、铁、肌酸、磷酸肌酸及蛋白酶等	鲤鱼性味甘、平，有利于消肿、下气通乳、开胃健脾、清热解毒、止咳平喘的功效	鲤鱼的吃法很多，在中原地区是一种档次很高的鱼类，尤其是黄河鲤更名贵，鱼的加工整条红烧或加工成片、块、条烹制均可。最适于干烧、红烧、清蒸、熘等方法	鲤鱼不宜与狗肉、赤小豆、咸菜同食

第六节 菌类及藻类

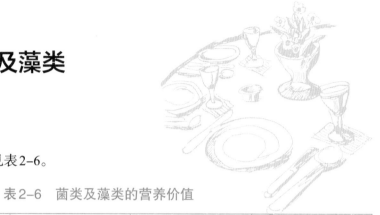

菌类及藻类的营养价值见表2-6。

表2-6 菌类及藻类的营养价值

名称	营养素	功效与主治	食用方法	注
发菜（头发菜、地毛）	发菜干品每100克可食部约含蛋白质20.3克、碳水化合物56.4克、粗纤维3.9克，另含钙、铁	发菜性味甘、淡、平，有平肝潜阳、清肠止痢、化痰止咳的功效	发菜主要用于花色菜的辅助材料及制作宴会的汤羹	富含矿物质，有润发作用
黑木耳（木耳、耳子、黑菜、桑耳）	木耳含营养全面，含蛋白质、脂肪、碳水化合物、粗纤维、钙、磷、铁、维生素A、维生素B_1、维生素B_2、烟酸，并含卵磷脂、脑磷脂、甾醇等，还有一定的抗肿瘤活性	木耳性味甘、平，有润肺补气、补血强精、凉血止血的功效	黑木耳一般用于菜肴的配料，适用范围广，在家庭也常用，也是制作素菜的原料之一	田螺不宜与木耳同食
银耳	干银耳含丰富的营养素，每100克约含粗蛋白质5克、粗脂肪0.6克、碳水化合物79克、钙380毫克。另含铁、磷、维生素B_2、维生素C、维生素D及微量的维生素A	银耳有滋阴润肺、益气生津、健脑嫩肤、治虚劳咳嗽的功效。能增强机体抗肿瘤免疫能力，抑制肿瘤生长，有消除肌肉疲劳、抗衰老功效	银耳可凉拌或做菜肴的配料，一般多用做甜菜或甜汤，如银耳红枣汤	购买时注意，不买用硫磺又称（硫黄）熏制的
香菇	香菇每100克可食部位约含蛋白质13克、脂肪1.8克、碳水化合物54克、粗纤维7.8克、钙124毫克、磷、铁、维生素B_1、维生素B_2、烟酸，还含胆碱、腺嘌呤、麦角甾醇、香菇嘌呤	香菇有补气健脾、和胃益肾的功效。有降血脂和降胆固醇的作用，有较强的抗癌作用	香菇用途较广，可用于主料、辅料，烹调方法多样，炒、烧、炸、做汤均宜，常被用作比较高档菜肴	香菇宜短水快洗，发香菇水留用

名称	营养素	功效与主治	食用方法	注
平菇	干平菇含蛋白质20%~30%，另含维生素 B_1、维生素 B_2、维生素 C 及多种无机盐，还含多糖、D—甘露醇，D—山梨醇、多种游离氨基酸	平菇有舒筋活络、益气补虚的功效。平菇所含激素等成分，能改善人体新陈代谢，增强体质，调节植物神经功能	平菇食用方法很多，可用于凉拌菜、烧、炒、炸等，还可做馅料等	平菇与豆腐同食可益气补中、降脂降压

第七节 水果、干果

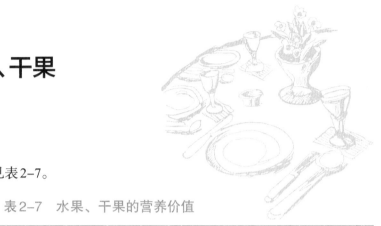

水果、干果的营养价值见表2-7。

表2-7 水果、干果的营养价值

名称	营养素	功效与主治	食用方法	注
苹果（奈子、平波）	苹果每100克可食部位约含蛋白质0.4克、脂肪0.5克、碳水化合物13克、钙、磷、钾、铁、维生素A、维生素B_1、维生素B_2、维生素C、烟酸	苹果性味甘、凉，有生津润肺、解暑除烦、醒酒开胃、涩汤止泻的功效，并对增强记忆力有特殊作用，苹果酸并有抑制癌细胞的作用	苹果除供生食外，还可制作甜菜，如拔丝苹果等，还可制作加工成苹果酱、苹果酒和罐头等食品	富含钾盐、肾炎患者不宜多食
梨	梨含果糖、葡萄糖、蔗糖、有机酸、钙、磷、铁、维生素B_1、维生素B_2、维生素C、维生素A	梨性味甘、微酸、凉，有生津润燥、清热化痰的功效	梨营养丰富，果肉多汁脆嫩、甘甜可口，果实除供生食外，可用于热菜、甜菜制作，还可酿酒、制醋、制成蜜饯、制罐头食品及其他加工品	脾胃虚寒、发热的人不宜吃生梨，慢性肠炎、胃寒病、咳嗽、糖尿病患者忌食生梨
桃	桃肉每100克约含蛋白质0.8克、脂肪0.1克、碳水化合物7克、钙、磷、铁、维生素A、维生素B_1、维生素B_2、烟酸，并含挥发油和有机酸	桃子有生津、润肠、活血、消积的功效，桃含有丰富的葡萄糖、果糖、木糖、蔗糖和纤维素，含铁量在水果中占首位，对小儿、妇女缺铁性贫血有辅助治疗作用	桃的果实除供生食外，还可制罐头、蜜饯、桃脯、桃酱等，在膳食中用于做甜菜，如蜜汁黄桃等	胃肠功能不良者及老人、小孩不宜多吃
杏（杏实、甜梅）	杏每100克可食部约含蛋白质1.2克、碳水化合物11.1克、钙、磷、铁、维生素A、维生素B_1、维生素B_2、维生素C、烟酸，并含挥发油及多种有机酸	杏有润肺定喘、生津止渴的功效，杏中的维生素C、儿茶酚、黄酮类以及苦杏仁苷，对人体具有间接预防和抑制癌细胞的作用	杏除可鲜食外，还可制成果脯、果酱、杏仁饼等食品	生杏不宜多吃，制成杏酱润肺生津效果好，不伤人

名称	营养素	功效与主治	食用方法	注
李子	李子每100克约含蛋白质0.5克、脂肪0.2克、碳水化合物8.8克、钙17毫克、磷20毫克、铁0.5毫克	李子有清肝涤热、生津利尿的功效，并有短暂的降血压作用	李子除供生食外，尚可制成李脯、李干、蜜李片等蜜饯	李子不宜多吃
橘	橘子瓤内含丰富的维生素C和橙皮苷、柠檬酸、还原糖、A、B族维生素等。果汁中含苹果酸、柠檬酸、果糖蔗糖等	橘性味甘、酸、凉，有开胃理气、止咳润肺、醒酒生津的功效	果实除供鲜食外，还被大量用于制造果汁、果冻、果酱、果酒、罐头等。还多用于制作热菜，如蜜汁、拔丝	不宜多吃，宜上火，饭前或空腹不宜食用
香蕉	香蕉肉每100克可食部约含蛋白质1.2克、脂肪0.2克、碳水化合物19.5克、还含有维生素A、维生素B$_1$、维生素C、维生素E等	香蕉性味甘、寒，有清热解毒、利尿消肿、润肠通便的功效。香蕉的药物作用为防治高血压、动脉硬化、冠心病、胃溃疡、消化不良等	香蕉果肉香甜，多用于生食或制作甜菜，如拔丝香蕉等，还可以加工香蕉制品	脾胃虚弱者不宜多食
葡萄	葡萄含果糖、葡萄糖，各种花色素的葡萄糖苷、钙、磷、铁、钾、维生素A、维生素B$_1$、维生素B$_2$、维生素C、烟酸等，还有少量的蔗糖、木糖、酒石酸、草酸、柠檬酸	葡萄有平补气血、强筋骨、利尿安胎、降血压的功效，对大脑神经有补益和兴奋作用	葡萄的用途广泛，除生食外，还可以制作甜菜，如挂霜葡萄等。或制干、酿酒、果酱等	糖尿病人应忌食葡萄
西瓜	西瓜瓤含瓜氨酸、精氨酸、丙氨酸、氨基丁酸、谷氨酸及磷酸、苹果酸、乙二醇、果糖、葡萄糖、蔗糖、钾盐、维生素C、维生素A等	西瓜有清热解暑、除烦止渴、利小便的功效，西瓜的苷具有利尿、降压的作用	烹饪中以西瓜制作冰碗、西瓜酪、西瓜糕、加工甜菜、拔丝西瓜等。还是水果拼盘的主要原料	脾胃虚寒、糖尿病患者、消化不良、孕妇、低血压者不宜多食

名称	营养素	功效与主治	食用方法	注
大枣	大枣肉每100克可食部位约含蛋白质3.3克、脂肪0.4克、碳水化合物72.8克、粗纤维3.1克、钙61毫克，磷55毫克，并含锌、钾、碘、铁等	大枣有补脾和胃，益气生津、解药毒的功效	红枣用作鲜食，饮食行业用它制作各种小吃、点心及馅心。菜肴红袍莲籽就是用干枣制作的	大枣不宜与海蟹同食
花生	花生每100克可食部约含蛋白质26.2克、脂肪39.2克、碳水化合物22.1克、以及氨基酸、卵磷脂、生物碱、多种维生素、钙、磷、铁等	花生有润肺止痰，补血增乳，补脾、胃之功效	饮食业多用于炒、炸、挂霜，或做辅料	花生一次不能食用过多
杏仁	杏仁含杏仁苷约3%，脂肪约50%及蛋白质，各种游离氨基酸，并含苦杏仁酶及樱叶酶	杏仁有止咳平喘、宜肺润肠的功效。苦杏仁有抗癌作用	饮食业主要使用杏仁做辅料，如用它制作五仁包、五仁月饼或做杏仁豆腐、杏仁茶、杏仁酥等	苦杏仁不可多食
栗子	栗子每100克可食部位约含蛋白质4克、脂肪1.1克、碳水化合物40克、还含有维生素A、维生素B_1、维生素B_2、维生素C、钙、磷、铁、钾，并含脂肪酶	栗子有养胃健脾、补肾强筋、活血止血的功效	果实生食味甘，炒熟、煮食香甜可口，并能烹饪成多种佳肴，具独特风味。常以栗子作菜肴的辅料，如板栗烧鸡块等	一次不宜多食
核桃	核桃仁每100克约含蛋白质15.4克、脂肪40~50克、碳水化合物10克及钙、磷、铁、维生素A、维生素B_2、维生素E等	有利肾固精、敛肺定喘、润肠通便的功效	核桃仁可以单独制作甜菜，如琥珀桃仁、核桃酪，也可做高档菜肴，如桃仁鸭方等。鲜核桃仁可以冷拌，如桃仁拌食香菜等	大便溏泄者不宜食用，也不宜与浓茶同食

第三章　不同人群的
营养标准攻略

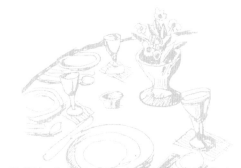

孕妇的饮食营养

妊娠是一个复杂的生理过程，为了妊娠的成功，孕期妇女的生理状态及机体代谢发生了较大的适应性改变，以满足孕期母体和胎儿的生长发育，并为产后泌乳进行营养储备。孕期营养状况的优劣对胎儿生长发育直至成年后的健康将产生至关重要的影响。

一、孕妇的营养标准

妊娠分为三期：怀孕头3个月为第一期，是胚胎发育的初期，此时，孕妇体重增长较慢，故所需营养与非孕时近似。至第二期即第4个月起，母体开始贮存脂肪及部分蛋白质，此时胎儿、胎盘羊水、子宫、乳房、血容量等都迅速增长。第二期增加体重4~5千克。第三期第7个月开始增加5千克，总体重增加约12千克。为此，在怀孕第4个月起必须增加能量和各种营养素，以满足合成代谢的需要。

我国推荐的膳食营养素供给量中规定孕中期能量每天增加836千焦（200千卡），蛋白质4~6个月时增加15克，7~9个月时增加25克，钙增加至1 500毫克，铁增加至28毫克，其他营养素如碘、锌、维生素A、维生素B、维生素E、维生素B_1、维生素B_2、维生素C等也都相应增加，膳食中应增加鱼、肉、蛋等富含优质蛋白质的动物性食品，含钙丰富的奶类食品，含无机盐和维生素丰富的蔬菜、水果等。蔬菜、水果还富含膳食纤维，可促进肠蠕动，防止孕妇便秘。孕妇应根据正常妊娠体重增长的规律合理调整膳食，并要做些有益的体力活动。

孕期营养低下使孕妇机体组织增长缓慢，营养物质贮存不良，胎儿的生长发育延缓，早产儿发生率增高。但孕妇体重增长过度、营养过剩对母亲和胎儿也不利，一则易出现巨大胎儿，增加难产的危险性；二则孕妇体内大量水贮留，易发生糖尿病、慢性高血压及妊娠高血压综合征。

二、孕早期饮食营养

根据孕早期膳食营养原则，孕早期饮食安排应注意优质蛋白质食物，富含无机盐、维生素食物以及易于消化吸收的谷类食物的摄入。

（1）孕早期膳食构成（每日摄入食物量）主食（稻米、面）200~250克，杂粮（小米、玉米、燕麦、豆类）25~50克，蛋类（鸡蛋、鸭蛋）50克，牛奶250克，动物类食品（畜禽肉类及内脏、水产品）150~200克，蔬菜（其中绿叶或绿色蔬菜占2/3）200~400克，水果50~100克，植物油（大豆油、花生油、菜籽油、芝麻油、玉米油等）20克。

（2）不喝酒、少喝饮料。长期饮酒或饮含酒精的饮料会影响母体的健康和胚胎的发育。咖啡因可能对胎儿发育不利，因此孕妇少饮或不饮咖啡因型可乐。

（3）食物清淡、多样化。对于呕吐严重、有脱水的孕妇要选择水分多的食品，如各种水果、西瓜、新鲜蔬菜。这些食品含有丰富的维生素和钙、钾等无机盐。有的孕妇会有酸味、辣味和其他味道的嗜好，烹调食物时可选用少量香辛料，如姜、辣椒等，使食物略有刺激味，增加食欲。

（4）多食易消化食物。烤面包、馒头、蛋糕、饼干、大米或小米稀饭等食物容易消化，在胃内贮留时间短，食用这类食物可减少呕吐发生的可能。

（5）少食多餐。每日要少食多餐，进餐时间不必严格规定，吃饭时要细嚼慢咽，饭后可躺下休息。吃饭时少喝汤类，而在两餐间喝水或饮料。早晨起床前吃少量食品对减轻恶心、呕吐也有帮助。

三、孕中期饮食营养

孕中期，孕妇呕吐和妊娠不适已消失，食欲转好。同时，胎儿生长速度加快及孕妇体内营养素储存增加，要求饮食有所调整，以适应营养素的需要。

（1）摄入谷类食物。传统膳食中热能的主要来源是谷类，孕中期胎儿迅速生长以及母体组织的生长需要大量热能，这均需由摄入主食予以满足。提倡孕妇选食标准米、面或搭配摄食些杂粮，如小米、玉米、燕麦片等。孕中期必须保证足量的主食摄入400~500克，并搭配些杂粮。

（2）增加动物性食品。动物性食品所提供的优质蛋白质是胎儿生长和孕妇组织增长的物质基础。此外，豆类以及豆制品所提供的蛋白质质量与动物性食品相仿。但过量食用动物性食品，也会加重母体的负担。

（3）多食动物内脏。动物内脏包括肾、肝、心、肚等，它们不仅含有丰富的优质蛋白质，而且富含某些维生素和无机盐，如血红铁素、核黄素、叶酸、维生素B_{12}、维生素A等。因此，建议孕中期妇女至少每周一次选食一定量的动物内脏。

（4）增加植物油摄入量。脂类尤其是必需脂肪酸是细胞膜及中枢神经系统髓鞘化构成的物质基础。孕中期胎儿机体和大脑发育速度加快，对脂类及必需脂肪酸的需要增加，必须及时补充。

（5）少食多餐。孕中期孕妇食欲增加，每餐摄食量也有所增加，但随着妊娠进展，子宫进入腹腔可能挤压胃，孕妇每餐后易出现胃部胀满感。对此孕妇适当减少每餐摄入量做到舒适为度，同时增加餐次，如每日4~5餐。

四、乳母期饮食营养

乳母每天分泌600~800毫升的乳汁来喂养孩子，当营养供应不足时，即会分解本身的组织来满足婴儿对乳汁的需要，所以为了保护母亲和分泌乳汁的需要，必须供给乳母充足的营养。哺乳期膳食应尽量做到花样多，搭配合理。

（一）增加鱼、禽、蛋、瘦肉及海产品摄入

动物性食品如鱼、禽、蛋、瘦肉等可提供丰富的优质蛋白质。乳母每天应增加总量100~150克的鱼、禽、蛋、瘦肉，其提供的蛋白质应占总蛋白质的1/3以上。如果增加动物性食品有困难时，可多食用大豆类食品以补充优质蛋白质。海产鱼虾除蛋白质丰富外，其脂肪富含n-3多不饱和脂肪酸，牡蛎还富含锌，海带、紫菜富含碘，有利于婴儿的生长发育，特别是脑和神经系统发育。

（二）适当增饮奶类，多喝汤水

奶类含钙量高，易于吸收利用，是钙的最好食物来源。乳母每日若能饮用牛奶500毫升，则可从中得到约600毫克优质钙。如果没有条件饮奶，可适当多摄入可连骨带壳食用的小鱼、小虾、大豆及其制品，以及芝麻酱及深绿色蔬菜等含钙丰富的食物，促使乳母多饮汤水，以便增加乳汁的分泌量。

（三）产褥期食物多样，不过量

产褥期的膳食同样应是多样化的平衡膳食，以满足营养需要为原则，无须特别禁忌。我国大部分地区都有将大量食物集中在产褥期消费的习惯；有的地区乳母在产褥期膳食单调，大量进食鸡蛋等动物性食品，其他食品如蔬菜、水果则很少选用，造成营养素的失衡。

（四）忌烟酒，避免喝浓茶和咖啡

乳母吸烟（包括间接吸烟）、饮酒对婴儿健康有害，喝浓茶、咖啡也可能通过乳汁影响婴儿的健康。因此，为了婴儿的健康，哺乳期应继续忌烟酒，避免饮用浓茶和咖啡。

（五）科学活动和锻炼保持健康，体重有不同程度的增加

有的妇女分娩后，体重居高不下，导致生育肥胖。因此，哺乳期妇女除注意合理膳食外，还应适当运动及做产后健身操，这样可促使产妇机体复原，保持健康体重，同时，减少产后并发症的发生。

◎知识链接

何谓产褥期？

产妇自胎儿及其附属物娩出，到生殖器官恢复至非妊娠状态，一般需要6~8周，这段时间在医学上称为产褥期，民间俗称"坐月子"。

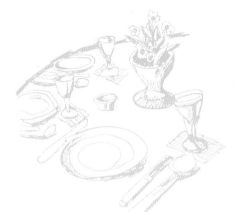

第二节　婴幼儿饮食营养

一、婴幼儿喂养的特殊性

婴幼儿时期生长发育很迅速，需要的营养物质相对较多，但消化系统功能还不健全，所以在婴幼儿的膳食与喂养方面有其特殊性。

（1）婴幼儿需要营养素较多，以满足机体迅速生长发育和新陈代谢的需要，月龄越小，营养素的需要量相对地越大。

（2）年龄越小，机体每日所需要的水分越多。婴幼儿的水分供给不足，会影响机体正常的生长发育。因为婴幼儿体内含的水分相比成人较多，水的代谢旺盛，但自我调节水代谢的能力较差，故当发生呕吐、腹泻时易发生水电解质紊乱，所以婴幼儿水的供给不可忽视。

（3）供给的食品要适宜于婴幼儿的消化能力。月龄越小，消化器官越不发达，稍有不当，就会加重消化器官的负担，故初生儿只能喂流食。随着月龄的增加，婴幼儿的消化机能逐渐完善，食物的形态可转变为半固体、固体。

（4）进食的方法要随着婴幼儿月龄增长和身心发育变化而相应地改变。婴幼儿初期以哺乳为主，随着身心的发展，应该注意训练婴幼儿用匙、用筷子进餐，随着脑的发育可逐步独自进食。

（5）婴幼儿的食物要求清洁无菌。因为婴幼儿的免疫功能差，容易受到有害物质和细菌的威胁，所以调配婴幼儿的食品时要求手、食具、场所清洁卫生。

（6）要求培养良好的饮食习惯。良好的饮食习惯除了有益于健康外，更重要的是对人格的形成、确立良好的人际关系、适应社会生活有重要意义。

（7）由于婴幼儿个体的差异，要遵循婴幼儿各种发育和发展的状况，不能千篇一律。

二、婴幼儿的合理喂养

（一）喂养方式的选择

婴儿降临人世，首先面临的问题就是吃。应该首选母乳喂养方式。

产妇由于种种原因，不能给婴儿喂哺母乳，这时只能用牛乳或羊、马等兽乳及其他乳制品来代替母乳喂哺婴儿，称为人工喂养。若母乳量不足，需添加部分乳制品才能满足婴儿需要的称混合喂养。但若母乳基本够吃，不到万不得已，不要添加牛奶或其他乳制品。

（二）母乳喂养的好处

母乳是婴儿的生命之源，最佳食品和饮料。从身体健康和促进心理健康两方面来说，母乳是独一无二的佳品。第一，营养丰富易消化吸收；第二，母乳可增加婴儿的抗病能力；第三，避免引起过敏；第四，清洁、经济、方便；第五，培养感情；第六，有利于产后恢复。

◎知识链接

1~2岁幼儿一日食谱举例

母乳600毫升或幼儿配方奶粉50~80克（冲调为400~640毫升）或者液态奶350克加蔗糖25克，猪肝2.5克，鸡蛋50克，瘦猪肉50克，小麦粉50克，大米50克，油菜心50克，胡萝卜100克，水发木耳25克，西瓜50克，葡萄125克，苹果25克，花生油10克，芝麻油10克。

满足1~2岁幼儿营养需要的食谱举例见表3-1。

表3-1　满足1~2岁幼儿营养需要的食谱举例

能量和营养素	用配方奶粉的食谱供应量	用液态奶的食谱供应量	推荐摄入量
能量/kcal	1 165	1 094	1 050~1 100
能量/kJ	4 877	4 580	4 400~4 600
蛋白质/g	41.2	39.7	35
脂肪能量/%	34.5	34.1	30~35
钙/mg	639.2	528.2	600
铁/mg	15.5	11.1	12
维生素A/mgRE	1 351.8	1 115.8	500
维生素C/mg	114.6	70.0	60
维生素B_1/mg	0.98	0.76	0.6

引自《中国居民膳食指南》

◎知识链接

2~3岁幼儿一日食谱举例

幼儿配方奶粉80克（冲调为640毫升左右）或者液态奶350克加蔗糖25克；猪肝2.5克；鸡蛋50克；带鱼25克；瘦猪肉25克；小麦粉75克；大米50克；油菜心50克；胡萝卜50克；生菜50克；水发木耳25克；草莓100克；蜜橘50克；香蕉50克；花生油15克；芝麻油10克。

满足2~3岁幼儿营养需要的食谱举例见表3-2。

表3-2　满足2~3岁幼儿营养需要的食谱举例

能量和营养素	用配方奶粉的食谱 供应量	用液态奶的食谱 供应量	推荐摄入量
能量 /kcal	1 328	1 257	1 150~1 200
能量 /kJ	5 560	5 260	4 810~5 020
蛋白质 /g	45.0	43.5	40
脂肪能量 /%	32.2	33.8	30~35
钙 /mg	672.6	561.6	600
铁 /mg	18.0	13.6	12
维生素 A/mgRE	1 253.3	1 017.3	500
维生素 C/mg	143.4	98.8	60
维生素 B_1/mg	0.89	0.67	0.6
维生素 B_2/mg	1.15	1.00	0.6

引自《中国居民膳食指南》

三、幼儿营养问题

有关调查结果显示，目前幼儿膳食中存在着一些普遍性的问题：

（一）碳水化合物的摄入量偏低

仅占热能总供给量的45%~48%，主要因为幼儿的粮食类食物摄入量过少；牛奶中糖量偏少或直接饮淡水牛奶而致碳水化合物摄入不足。

（二）奶的摄入量太少

对1~3岁的幼儿来说，很多父母认为孩子已能进食成人膳食，对于孩子是否饮牛奶并不重视，其实这种看法有偏见，孩子虽然已能吃大多数食物，但咀嚼功能仍欠完善，此阶段奶制品只能提供蛋白质、钙和维生素 B_2，这是1岁后小儿生长发育所必需的食物。

（三）蔬菜的摄入不足

家长常认为水果可代替蔬菜，水果的摄入量明显高于蔬菜。实际上蔬菜可提供大量维生素、无机盐和纤维素，能促进大便通畅，有其特殊作用，不能忽视。

（四）城市肥胖儿童有增多趋势

随着生活水平的提高和大量可供选择的食物，令孩子目不暇接。孩子食过盛过多的油脂、太多的甜食；缺乏足够的体力活动，总之，是因为孩子摄入的食物超过了他生长活动所需的食物总量，收大于支造成的。2岁后孩子的肥胖不单是健康或美观的问题，而是一个值得注意的问题。预防肥胖的最佳手段是保持膳食总量的收支平衡。

第三节　中小学生饮食营养攻略

一、中小学生的生理特点

儿童青少年时期是一个人体格和智力发育的关键时期，也是一个人行为和生活方式形成的重要时期，是生长发育的第二高峰期。

女孩子进入青春期后，生理上会发生巨大的变化。特别是12~18岁的少女正值青春期的初期，此时身体变化较大，一般来说，身高要增长10厘米左右，体重约增加7~8千克，除淋巴结组织外，各个器官都要增大，月经要来潮，整个身体每天消耗的能量是成人的1.25倍。如果这一期间营养不良，少女便会出现身体矮小，推迟发育或发育不良，月经来迟，以致弱不禁风或呈现畸形。

男孩子进入青春期一般比女孩子晚两年，此时男孩子在第二性征上的表现尤为突出，如喉结开始凸出、声音变粗、乳房发胀等。处于青春期的男孩身高的增长幅度远大于女孩的增长幅度，到18岁时，身高增长20~50厘米；到20岁时，身高增长已基本停止了。在这期间，骨骼中的水分减少，矿物质沉积量增加，因此，青春期的男孩必须加强饮食营养，每日摄入足够的营养素，以确保维持正常的生理功能和满足不断增长的身体要求。

二、中小学生的营养标准

青春期少女好动且成长迅速，每日除需得到足够的碳水化合物以外，还需供应蛋白质70~90克、钙1~1.5毫克、铁13~17毫克、维生素A 2 200~2 500国际单位或胡萝卜素3~5毫克、维生素B_1 1.3~1.8毫克、维生素B_2 1.1~1.6毫克、烟酸13~18毫克、维生素C 70~100毫克、维生素D 400~800国际单位以及其他维生素和矿物质等。只有摄入足够的营养素，少女的机体生长方能得到应有的保证，否则会出现营养缺乏、发育不良等症状。但是，如果少女每日摄入的营养过多，脂肪贮存在体内，会使少女发胖，影响身体的均衡发育及线条美。

青春期男孩除了积极地参加体育锻炼外，还必须摄取充足的生长发育必需的营养素，以满足机体的顺利成长和维持生理活动，这就需要多吃一些富含蛋白质的食物，以提供整个机体所需要的能量。据研究，13~15岁的男性青年，每人每天需要85克蛋白质；16~20岁的男性青年，每人每天需100克蛋白质。

三、中小学生饮食营养问题

（一）营养不良，随意节食

许多家长为使自己的孩子健康，舍得花钱为孩子买蛋、奶、鱼、虾、巧克力等价格较贵的营养食物，因营养不均衡，造成孩子肥胖症，有的孩子出现了营养不足或贫血等症状。由于偏食，轻度的营养不良会使青少年的发育受到阻碍、免疫力降低，并影响身体发育和智力发育等。有的少女为追求身体的线条美，盲目节食减肥，影响了人体生理对营养的需要，长此下去，身体生长缓慢，大脑反应迟钝，免疫功能下降，造成营养不良。

（二）出现青春痘

青春痘是少男少女进入青春期的正常现象，短时就会过去或根本不生。其发生的原因有多方面：摄入脂肪和碳水化合物较多；饮食过细，机体内维生素失去平衡；微量元素供给不足，性激素分泌过盛；饮食不当为主要的诱因。

处于青春期的男女应多吃一些富含粗纤维及果胶的食物，如粗粮、苹果、香蕉、白菜、菠菜等，少吃含脂肪多的食物，多吃含有维生素B的食物。

（三）不重视早餐

早餐对青少年极为重要，专家告诫，不吃早餐有百害而无一利，由于热量不足，会出现头晕、注意力不集中等现象。

第四节 中老年人饮食营养攻略

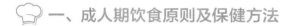

一、成人期饮食原则及保健方法

（一）食物多样

就目前所知，人体需要的营养素有40多种。各种食物的营养价值是不同的，任何一种天然食物都不能单独提供人体所需要的全部营养素。因此，适宜的膳食必须由多种食物组成，才能达到平衡膳食的目的。

（二）饥饱要适当

太胖或太瘦都不利于人体健康，饮食要适度，饥饱要适当，以达到营养适宜的程度，使热能和蛋白质的摄入与消耗相适应，维持正常体重，避免身体超重或消瘦。

（三）油脂要适量

膳食中总脂肪所提供的热量以占膳食总热量的20%~25%为宜，以不超过30%为限。在我国小康水平的食物结构中，预期食用植物油的消费量每月约为750克，相当于每日25克，其余油脂来自各种食物。

（四）粗细要搭配

不能被人体消化酶分解的膳食纤维对人体健康很有益处。每天要吃不同类型富含膳食纤维的食物，如粗粮、杂粮、豆类、蔬菜、水果等，不吃精、白面和米。

> **温馨提示：** 虽然粗粮对人体的消化起到促进作用，但它不能被人体消化和吸收，食用的量不宜过多。否则，对老年人的健康会起反作用。

（五）食盐要限量

成年人对钠的需要，每日平均约为2克，折合成食盐为5克左右。我国膳食中食盐的用量较多，平均每日食用盐量最好不超过10克，原则是"食不过咸"。

（六）甜食要少吃

食糖是纯热能食物，除提供热能外无其他营养素。对于只需低热量的人来说，要避免经常食用含有大量糖的甜食，以免影响其他营养素的摄入量。

（七）饮酒要节制

高浓度酒精饮料热量很高，且无其他营养素。无节制地饮用高度白酒，会使食欲下降，食物摄取量减少，以致发生营养缺乏，严重的还会发生酒精性肝硬化。

（八）三餐要合理

建立合理饮食制度，切忌暴饮暴食，少吃零食，每天都要安排好一日三餐，每餐的热能分配以早餐占全日总热能的30%、午餐40%、晚餐30%较为合适。提倡吃早餐，并且吃得好一些。因为上午的工作和学习都比较紧张，营养不足难以保证高效。

二、老年人营养特点

老年人的营养供应要考虑老年人的生理特点。老年人有哪些生理特点？要求什么样特殊的营养呢？

首先，老年人的物质代谢比较慢，体力活动少，消耗热量也较少，因此，要求摄入的热量就少些，否则就会因为营养过剩而引起老年性肥胖。

人到老年，体内新陈代谢的特点是分解多于合成，组织蛋白消耗较大，所以要注意补充蛋白质，多吃乳、蛋、鱼、豆、肝等食物。此外，老年人的消化不足则与热量摄入不足、营养素缺乏有关。体重不足除表现为体形消瘦、乏力外，还会导致机体抵抗力下降，容易感染疾病。

体重下降常见于60岁以上的老年人。其原因可能是有些老年人存在着精神障碍、食欲减退，或由于牙齿脱落，或由于某种不良饮食习惯，如偏食或营养搭配不合理以及由于经济条件较差，不能吃到足量的食物所致。

事实上，胖人减体重难，而瘦人欲增加体重也绝非易事。据观察，每周增加1 000克体重，每天要多摄入2 000~4 200千焦耳的热量。要改善老人体重不足，使其增加体重，应采用高热量膳食。具体原则如下：

（一）平衡膳食

营养要合理，荤素、粗细、干稀搭配符合要求，全天热量应供给12 600千焦以上，其中蛋白质占总热量的12%，脂肪占30%，碳水化合物占58%。

（二）注意烹调方法

选择适合老年人咀嚼和消化功能的烹调方法，如汆、炖、煮、熬、蒸等。食物宜多样化，在刀工上应多用丝、条、片、丁等小型的刀口。还应选择能刺激胃液分泌、增加食欲的调味品。

（三）养成良好的饮食习惯

饮食要定量、定时，进餐时要细嚼慢咽，保持愉快的心境，以利于食物的消化吸收。一般应在三餐之外加餐两次。

不要在饭后马上睡眠。老年人大多有动脉血管硬化，尤其是肥胖的人。高脂血症容易引起动脉血管硬化，脑动脉血管硬化常可造成脑供血不足。进餐后，消化道的血循环旺盛，脑部血流相对减少，加上睡眠静止不动，就易加重脑局部供血不足。

（四）要有科学的食物构成

每日食谱中可供给谷类300~400克，粗杂粮、薯类100~200克，禽肉类100~150克，牛奶或豆浆300~500克，鸡蛋1~2个，豆制品100~150克，蔬菜500~750克，水果100~200克，植物油40~50克，糖25克。

以上膳食原则，仅供参考，可根据个体情况随时进行调整，但一定要保证充足的热量及各种营养之间的平衡。

三、老年人饮食营养新标准

据世界卫生组织的营养专家小组研究，老年人饮食营养的新标准如下：

（一）脂肪

应占饮食总量的15%~30%，其中包括饱和脂肪酸10%以上，不饱和脂肪酸3%~7%。代表食物主要有米糠油、豆油、玉米油、芝麻油、花生油、菜籽油等。

（二）蛋白质

应占饮食总热量的10%~15%。其中85%~90%的热量由脂肪、糖类提供，其中糖类应占50%~70%，它们主要存在于小米、玉米、绿豆等食物中。

（三）微量元素锌

老年人应适量多吃一些含锌的食物，如鲱鱼、沙丁鱼、鳕鱼、胡萝卜、土豆、牛肉、牡蛎、肝、花生、核桃仁、杏仁、糙米等。

（四）游离糖

主要指从甜菜、甘蔗中提取的游离糖，水果、蔬菜、牛奶中天然存在的糖不包括在内。游离糖食用总量的上限为食物总量的10%。

（五）食用纤维

每日应摄取16~24克。芝麻、香椿、麦、麸、豆类、竹笋、萝卜、海藻等食物中食用纤维含量丰富，可以适当多吃。

（六）食盐

每日摄入量的上限为6克。

（七）食物胆固醇

每日摄入量的上限为300克。

四、中老年人的饮食烹调怎样注意营养

如何选择营养优良的食品原料，能否加工成营养价值高、又适合每个人饮食口味的食品，这是人们生活中的一件大事。搞好饮食的烹调，已为人们普遍关心和重视。

根据中老年人的生理特点，一般地说："色宜美，味宜鲜，多选素油，少放盐分，主食多用蒸、煮法成熟，副食少用煎、炸的方法烹调。"这是对中老年人饮食烹调的基本要求。就烹调和营养的关系来讲，一般饮食烹调时的营养要求，也同样适用于中老年人的要求。

大米中的B族维生素，在淘米时可能损失1/4；有些地区制作捞饭，B族维生素可损失

50%，应予避免。

提倡饮用面条汤、饺子汤，这样的食品中含有30%~40%的水溶性维生素。油条、炸糕很香，但其中的维生素B_1差不多被全部破坏了。脂肪加热到500~600 ℃时，还会产生致癌烃。

蔬菜的烹调最好用急火，如果炒菜时加点肉汤或淀粉，既鲜美，又对蔬菜中的维生素C具有稳定作用。

肉类食品的烹调一般有清炖和速炒两种。对于质地老的老母鸡适于煨汤，童子鸡适于爆炒、清炖等。

做骨头汤时，应先把骨头拍碎并加少许醋，以促进钙的溶解。

综上所述，中老年人饮食烹调，既要讲究营养，又要根据生活习惯、地区风俗、时令季节、劳动强度以及每个人身体的具体情况，分别确定烹调方法，切忌千篇一律。

第五节　工作人群的饮食营养与保健

一、电脑操作者的饮食营养

电脑操作人员，连续工作时间过长，常会出现以下一些情况：首先，使用电脑的室内环境正负离子失去平衡，会引起自律神经失调、忧郁症；其次，电脑荧光屏不断变动和上下翻滚的各种字符会刺激眼睛，对眼睛有一定的损害；最后，电脑操作人员若在缺水、营养不足、缺乏维生素的状况下工作，身体对辐射的抵抗能力下降，就容易患病。

要防止出现上述情况，电脑操作者在饮食上应该合理调节。

早餐应吃得好，营养充分，以保证旺盛的精力，并有足够的热量。中餐应多吃含蛋白质高的食物，如瘦肉、牛肉、羊肉、鸡、鸭、动物内脏，各种鱼、豆类及豆制品。晚餐应吃得清淡些，多吃含维生素高的食物，如各种新鲜蔬菜，饭后可吃点新鲜水果。同时也应注意选用含磷脂高的食物，如蛋黄、鱼、虾、核桃、花生等均有健脑作用。还应有意识地多选用保护眼睛的食物，以防止近视和患其他眼疾。健眼的食物有各种动物的肝脏、蛋黄、牛奶、羊奶、奶油、小米、核桃、胡萝卜、空心菜、枸杞及各种新鲜水果。

当然，电脑操作人员在工作1~2小时后，宜适当活动身体，劳逸结合，注意眼睛保健等，以增强体质和抵抗力，可以防止疾病的发生。

二、夜班工作者的膳食安排

即使是上夜班，白天也不能光顾睡觉，一日三餐应该坚持，另外还要多吃一顿夜餐。为增加食欲，膳食要多样化，质量要高，味道要好，营养一定要全面、丰富，要有足够的蛋白质。

由于夜班工作者在灯光下操作，用眼多，眼睛容易疲劳，所以保护眼睛和视力的食物应该多吃。如动物肝脏、蛋类、鱼子、牛奶、鱼油等，含维生素A丰富；蔬菜中的胡萝卜、黄豆、西红柿、菠菜等含胡萝卜素较丰富。多吃这些食物能提高人体对光线、特别是昏暗光线的适应能力。

三、汽车司机要多吃甜食

奥地利的医生们化验交通事故中汽车司机的血液成分，发现发生事故责任方的司机血液含糖量明显偏低。学者们认为，血液里缺糖，引起血管狭窄，致使注意力不集中。通过用自动练习设备做实验，那些实验前24小时没有吃糖的司机，比吃了各种甜食的司机反应迟钝得多。因此，医生们建议跑长途的汽车司机，要随身携带装含糖牛奶的保温瓶。这有助于减少事故。当然，糖也不能吃得太多，以免引起糖尿病。

四、运动员的饮食营养

体育运动不仅是一项剧烈的体力活动，还要具有高度的灵敏性和良好的耐力。因此，运动员在锻炼期间或进行竞赛过程中，对营养与膳食有其特殊的要求。

（1）饮食中应供给足够的热量。多数运动项目需热量与体力劳动相近，每日需热量15万~17.7万千焦。

（2）饮食中应含有运动员所需要的质优量足的各种营养素。

（3）增加维生素的摄入，如硫胺素、维生素C、维生素A等，还可增加磷的摄入。

（4）供给的饮食热量高、体积小，以免胃肠负担过重。饮食要易于消化吸收。

（5）饮食的合理调配和烹调加工，做到饭菜多样化，感官性状良好，色、香、味、形俱佳。

（6）加强计划用膳，制订营养食谱，合理分配每日营养供给。

五、歌唱演员的饮食保健

歌唱演员的饮食，原则上既要有丰富的营养，又要能保护好嗓子。具体应注意以下几个方面：

（1）高蛋白，低胆固醇。多吃豆类与豆制品，豆腐清凉、可口，黑豆滋阴润燥利咽，还有补气作用，对于气息不足的歌唱演员更加适宜。瘦肉、牛肉、羊肉、蛋类、奶类、新鲜蔬菜、水果均可选食。

（2）饮食不太热，也不太冷。在演唱前后2小时左右最好不喝冷饮。过冷饮食会刺激喉部黏膜，使喉肌产生不正常的收缩，血管痉挛可造成血流循环障碍。特别是静脉回流障碍，损伤喉黏膜和喉肌。饮食太热，会使声带肿胀、充血，甚至出血。太冷太热均不可取，以温为佳。

（3）少吃刺激性食物。辣椒、胡椒、大蒜等食物刺激性较强，过多食用这类食品，会引起口干舌燥，刺激咽喉黏膜，甚至会损伤声带。

（4）饥饱适中。有利于保持良好的体力与呼吸运动，唱歌前半小时吃点水果润喉。

六、高、低温作业人员的饮食营养

（一）高温作业人员的饮食营养

（1）高温作业人员应特别注意水分、食盐和水溶性维生素的补充，每天至少补充2~5升，应少量多次饮水。食盐每天供20~30克，一般通过含盐饮料（盐汽水、盐茶）和结合膳食中供给较咸的菜汤及食品（咸蛋、咸鱼）。多吃新鲜蔬菜。

（2）增加热能和蛋白质的供给量。应多供给动物性蛋白食品。

（3）应合理调整进餐时间，把最主要的一餐放在上班或下班后经过充分休息的条件下供给，以便食欲良好，有利于消化吸收。

（4）为引起高温作业工人的食欲，应注意膳食的调配，饭菜要多样化，烹调注意良好的色、香、味。在保证饮食卫生的前提下，适当增加凉拌菜及酸味、辣味的调味品。

（二）低温作业人员的膳食营养

（1）保证充足的热量，要求糖类占食物量的40%~45%，脂肪占35%~37%，蛋白质占14%~15%。

（2）维生素的需要量要增加，尤其是维生素C。

（3）无机盐钙和钠的补充。在寒冷地区作业者体内容易缺乏钙和钠。

七、飞行人员的饮食营养

飞行人员从事着高速、高空和高度机动的飞行工作。飞行人员的营养和膳食不仅要符合营养卫生的一般要求，还必须考虑加速度、温度、缺氧、低气压、噪声、震动、颠簸、紫外线和装备等因素对人体的综合作用，以增强身体素质，保障飞行安全，提高飞行耐力。

飞行人员的膳食必须与机体的需要、飞行劳动的具体情况相统一。

（一）飞行人员膳食的基本要求

飞行中低气压可引起高空胃肠胀气，故飞行前的食物应该精细质优，避免体积过大和易于产气的食物，如粗杂粮、韭菜、芹菜、萝卜、黄豆芽、干豆类及含碳酸盐的饮料。

飞行时消化机能受影响较大，易于消化，富含化学刺激的饮食将有助于改善消化情况。浓肉菜汤、酱肉、香肠、熏鱼、咸蛋等均属此类。

饮酒应予禁止。酒精作用于中枢神经系统，导致精神动作失调。在高空情况下，酒精会加重缺氧的作用，严重时甚至丧失飞行能力。

（二）合理的饮食时间

空腹或过饱飞行是有害的。餐后时间过长，超过胃的排空时间继续飞行，易出现低血糖症状，降低飞行能力。

饱餐后胃肠器官的血流量增加，飞行时易感困倦，耐力下降。过多的食物可产生大量气体，引起腹痛、腹胀甚至呕吐。经常性的餐后飞行会引起胃肠功能紊乱。故就餐时间一般为飞行前1~2小时。

（三）不同飞行情况时的膳食安排

（1）高空飞行。高空飞行突出的情况是缺氧、低气压及低温。除增加热能、维生素等营养供给外，要着重注意预防饮食性胀气。

在飞行前一日就应避免易产生气和不易消化的食物，膳食脂肪比例要减少，增加较精细的碳水化合物食物。

（2）夜间飞行。夜间飞行视觉处于十分紧张的状态，飞行员必须有良好对暗的适应能力。要注意维生素 A、维生素 B_2 的补充，增加膳食碳水化合物的量。

（3）长时间飞行。长时间飞行体力消耗大、易困倦。空中进餐的食物应富含营养素。易于消化吸收，体积小、残渣少，便于进餐和携带。可为固体、液体或半流质。

（4）夏季飞行。在热环境下，飞行员易失水和无机盐，消化机能受影响。膳食应爽口而易于消化。增加冷盘、凉拌菜与点心。供给合格的含维生素和矿物质的饮料，少量多次饮用。

（5）冬季飞行。低温使飞行员的热能消耗增加。膳食的营养素供给量要相应增加。脂肪可适当增加，一般安排在晚餐以避开飞行时间，宜供给点心快餐。饭菜和饮料均应该是热的。

八、航海人员的饮食健康

要满足航海人员的营养需要，必须要有一个合理的膳食。其合理的膳食要求是：

（一）量要足

各种营养素都要达到需要量；要吃得合理，比例得当，否则也会由于缺乏重要的营养成分而患营养不良症；更要改善膳食，促进食欲。

（二）食谱要体现出各种航行条件的特点

热带海域：多供应凉拌菜、汤类和稀饭；特别炎热时适量减少脂类食品，如猪肉不超过总量的10%，尽量多贮存海员喜爱的食品。

暴风雨天气航行：舰船剧烈摆动，船员食欲减退，供应各种冷盘和汤类。

晕船的饮食应予重视：海员受船体摇摆作用后，胃酸生成机能降低，胃液酸度下降。食品应偏重于瘦肉、汤水类。

对晕船严重又不能进食者，应用强化食品、氨基酸液以及开发不经消化又直接吸收的水解食品，由晕船引起的维生素蛋白质代谢紊乱时，必须补充各种维生素，特别是B族维生素。

九、接触放射性物质人员的饮食健康

放射性物质对机体的内照射或外照射都可引起组织细胞的损伤、坏死或增生，对造血功能的影响就更大，血液中白细胞的减少很快。

膳食的合理供给可以降低由于辐射对机体的损害和组织细胞的增生，并促进已进入体内的放射性物质自体内迅速排出，这是综合性辐射防护措施中的一个不可缺少的部分。

肝类、乳类、蛋类及其制品等动物性蛋白质，能减少电离辐射对机体的不良影响，新鲜蔬菜、水果和富有不饱和脂肪酸的油脂对预防紫外照射引起的放射病也有良好的作用。因此，这些食物可以起到增强体质、防治放射病的作用。

在三餐之间，加用高质量的点心或饮料，并配合服用维生素C、B族维生素、钙、铁等元素也很重要。另外，水果中一般都含有较丰富的维生素，可补充因放射性物质的作用引起维生素代谢紊乱而造成的维生素损失。

第六节 学会自己计划一日三餐，合理营养

营养专家根据我国居民的饮食状况，制定了适合中国人的膳食指南，这是我国居民的膳食宝典，是我们每天选择食物的原则，是营养专家为我国居民铺成的健康之路。

一、确定一天的食物需要

根据能量需要水平，确定各种食物的量；膳食宝塔建议的每人每日各类食物适宜摄入量范围适用于一般健康成人，应用时要根据个人年龄、性别、身高、体重、劳动强度、季节等情况适当调整。年轻人，劳动强度大的人需要的能量多，应适当多吃些主食；年老，活动少的人需要的能量少，可少吃些主食。三个能量水平各类食物的参考摄入量见表3-3。

表3-3　三个能量水平各类食物参考摄入量

食物	低能量 （约7 524千焦）	中等能量 （约10 032千焦）	高能量 （约11 704千焦）
谷类	300（千卡）	400（千卡）	500（千卡）
蔬菜	400（千卡）	450（千卡）	500（千卡）
水果	100（千卡）	150（千卡）	200（千卡）
肉、禽	50（千卡）	75（千卡）	100（千卡）
蛋类	25（千卡）	40（千卡）	50（千卡）
鱼虾	50（千卡）	50（千卡）	50（千卡）
豆类及豆制品	50（千卡）	50（千卡）	50（千卡）
奶类及奶制品	100（千卡）	100（千卡）	100（千卡）
油脂	25（千卡）	25（千卡）	25（千卡）

二、合理分配一日三餐

（1）食物多样。说的并不是用面粉做成馒头、花卷、面条等不同的样式来吃，而是说一天中所吃的食物应该是覆盖的品种越多越好，最好是它们分别属于不同的种属、不同的类别。也就是，在一天之内，早、中、晚三餐要分别吃不同种类的食物，或一餐之中也包

括较多种类的食物。这样不仅可以调节口味，增加食欲，也更有利于它们所含的各种营养成分实现互相补充。如谷类食物和大豆制品混合，就能大大提高食物中蛋白质的利用率。

（2）粗细搭配。我国居民以谷类食物的膳食为主，应该彻底纠正以往那种"细粮比粗粮营养价值高"的错误认识。同样是谷类食物，如小麦面粉、玉米面等，所含的营养成分也有很大的差别。不同的食物所提供的营养素各有侧重，对人体健康各有千秋。细粮含有较多的糖类，可以提供充足的廉价的能量；粗粮含有较多的膳食纤维，对保证健康的体魄大有好处。

（3）荤素搭配。在一天的膳食中，最好是既有植物性食物，也有动物性食物。动物性食物可以提供较多的优质蛋白质，易于满足人体需要。但是，动物性食物含有较多的饱和脂肪酸（鱼类除外），而不含有膳食纤维，这都是对身体健康不利的因素。所以，膳食中还要有蔬菜、水果、谷类食物来调剂。

（4）掌握酸碱平衡。某些食品，如大多数蔬菜和水果及豆类等，燃烧后留下灰分，其中以钠、钾、钙、镁元素为主，在体内代谢后可变成碱性物质，所以称为碱性食品，其他食品如谷物、鱼、内脏和肉中含硫、磷、氯等元素较多，硫在人体内氧化后产生硫酸，所以这类物质一般是成酸性食品。

常见的酸碱性食品列举如下：

强酸性食品：蛋黄、乳酪、白糖做的西点、乌鱼籽、柴鱼等。

中酸性食品：火腿、鸡肉、猪肉、鳗鱼、牛肉、面包、小麦、奶油等。

弱酸性食品：白米、花生、啤酒、油豆腐、海苔、章鱼、泥鳅等。

弱碱性食品：红豆、萝卜、苹果、甘蓝、洋葱、豆腐等。

中碱性食品：萝卜干、大豆、西红柿、香蕉、橘子、南瓜、黄瓜、柠檬、菠菜等。

强碱性食品：葡萄、茶叶、葡萄酒、海带等。

为了保持体内酸碱平衡，一般建议一天饮食中的酸、碱性食品的比例以1：3为宜。

（5）安排适宜的三餐能量比。我国多数地区居民习惯于一天吃三顿饭。三餐食物量的分配及间隔时间应与作息时间和劳动状况相匹配，一般早、晚各占30%，午餐占40%为宜，特殊情况可适当调整。

第四章　营养调节攻略

第一节 糖尿病人营养调节攻略

糖尿病是一种有遗传倾向的慢性代谢紊乱性疾病。食物中的糖类进入人体后,在胃肠道内经过消化分解为葡萄糖,被吸收进入的葡萄糖称为血糖,是人体能量的主要来源。正常情况下,人体的胰腺分泌胰岛素协助血糖进入细胞,使血糖维持在相对恒定的范围内。糖尿病患者由于体内胰岛素分泌量不足或胰岛素效应差,葡萄糖不能进入细胞从而导致血糖升高。糖尿病是以糖代谢障碍为主,同时伴有蛋白、脂肪的代谢障碍,水及电解质等多种代谢紊乱。

一、糖尿病的主要症状

糖尿病患者的主要症状是多尿、多饮、多食和消瘦的,即"三多一少"的典型症状。但糖尿病发病隐匿,绝大多数患者早期可无任何症状,非常容易漏诊,耽误了早期治疗而出现眼、肾、脑、心脏等重要器官及神经、皮肤等组织的多种并发症。

二、糖尿病常见的并发症

糖尿病常见的慢性并发症可分为:

(1)感染性疾病:糖尿病患者抵抗力削弱,高血糖又有利于致病菌繁殖,易患肺结核、疖、痈等化脓性感染。

(2)大血管性并发症:糖尿病患者易患高血压、高血脂和动脉硬化等。据调查,近半数糖尿病患者并发冠心病;糖尿病患者患心肌梗死的可能性是正常人的5~7倍;脑血栓的发病率为非糖尿病患者的12倍。

(3)糖尿病性微血管病:主要表现为糖尿病性视网膜病、糖尿病性肾病及糖尿病性末梢神经炎。

(4)糖尿病骨病:临床出现严重的骨质疏松,轻度外力即可造成骨的重度变形。

(5)其他:如白内障、糖尿病性肠病、性功能障碍、膀胱病等。

三、糖尿病的分型

(1)胰岛素依赖型糖尿病:又称1型糖尿病。好发于儿童及青少年,但也可发生于任何年龄，多有糖尿病家族史，起病急，症状较重，必须依赖外源性胰岛素治疗。

（2）非胰岛素依赖型糖尿病：称2型糖尿病，是最常见的糖尿病类型，占我国糖尿病患者总数的95%。发病年龄多见于中老年人，起病隐匿，没有症状或症状较轻，多终身不需胰岛素治疗，只要控制饮食或口服降糖药即可生存。

（3）其他型糖尿病：如妊娠糖尿病，药物或化学因素、感染等诱发的糖尿病、胰腺病、内分泌疾病伴发的糖尿病等。

糖耐量减低和空腹耐糖不良是从正常血糖发展为糖尿病的一个中间阶段，一般不作为独立的糖尿病类型（除妊娠外），但它是将来发生糖尿病的危险因子。

四、糖尿病的饮食治疗原则

（一）合理控制总能量的摄入

这是糖尿病饮食治疗的首要原则。合理的能量摄入应因人而异，根据患者身高、体重、年龄、劳动强度，并结合病情和营养状况确定每天能量适宜摄入量，以维持或略低于理想体重为宜。

（二）糖类的食物选择

从营养学角度将糖尿病分为单糖、双糖、寡糖和多糖四类。其中寡糖虽然存在于豆类食品中，但通常不被肠道消化吸收，不会影响血糖水平。

（1）糖尿病患者应当忌食富含单糖、双糖的食物：因单糖和双糖类食物消化吸收较快，升高血糖的作用较迅速，所以糖尿病患者应忌食。含单糖类的食物主要有蔗糖、糖果、蜜饯、水果、蜂蜜及其他甜食；含双糖的食物主要有白糖、含糖奶及奶制品和食用蘑菇。

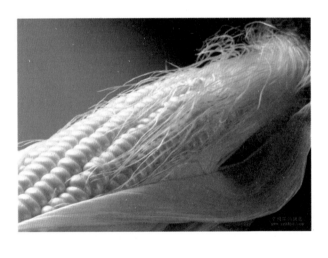

（2）糖尿病患者应选用吸收较慢的多糖类：含多糖类的食物主要指含淀粉丰富的薯类、豆类和谷类。谷类包括玉米、荞麦、燕麦、莜麦、大米、小麦等，薯类包括马铃薯、红薯、木薯等；豆类有黄豆、黑豆、青豆、绿豆、豌豆、小豆等，也包括其他豆类制品。

（3）糖尿病患者尤应注意在食用含淀粉较多的根茎类、鲜豆类蔬菜时必须替代部分主食。即主食量＋根茎菜和鲜豆类蔬菜~每天糖类摄入量。

（4）营养学上用血糖生成指数（G1）来反映不同种类含等量糖类的食物进入体内引起血糖值的不同。糖尿病患者应多选用低G1的食物，注意适当增加粗粮和面食的比例。部分食物的血糖生成指数见表4-1。

表4-1 部分食物的血糖生成指数

G1	食　　　物
75~79	莜麦
80~84	燕麦、荞麦、玉米面、黄豆面（2：1），玉米面、黄豆面、面粉（2：2：1）
85~89	玉米面、玉米渣、芸豆（7：3），绿豆、粳米、海带（2：7：1）
90~94	籼米、小米、标准面粉、高粱米、绿豆、粳米（1：3）
95以上	粳米、白薯、糯米

（5）增加可溶性膳食纤维的摄入：可溶性膳食纤维具有降低血脂、控制餐后血糖上升及增加胰岛素的敏感性，改善葡萄糖耐量等作用，建议适量增加糖尿病患者的膳食纤维摄入量，最好保证每天摄入30~40克膳食纤维。含可溶性膳食纤维较多的食物有魔芋、整粒豆、燕麦麸、香蕉、杏等。

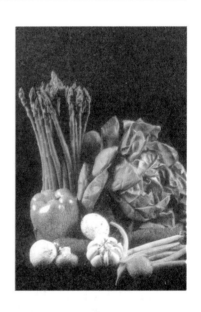

（三）蛋白质的食物选择

糖尿病患者尤应强调食物中蛋白质的质量，营养价值较高的动物性蛋白质和豆类及其制品至少应占蛋白质摄入量的1/3。动物性蛋白质主要来源于奶类、蛋类、瘦牛肉、瘦猪肉、禽肉，以及鱼、虾等海产品；植物性蛋白质主要来源于各类粮食作物，如各种米、面等、大豆及其制品如豆腐、豆腐干、豆浆、豆腐脑等。

（四）脂肪的食物选择

由于心脑血管病及高脂血症是糖尿病患者常见的并发症，糖尿病患者在选用脂肪类食物的时应注意以下几点：

（1）严格控制总脂肪的摄入量，由脂肪提供的能量应占总能量的30%以下。

（2）限制饱和脂肪酸的摄入，适当增加不饱和脂肪酸的摄入。应限制牛油、羊油、猪油、奶油等富含饱和脂肪酸的动物性脂肪酸的摄入，饱和脂肪酸提供的能量不应超过总能量的10%；建议选用豆油、花生油、芝麻油等含多不饱和脂肪酸的植物油、每天用量宜20克左右，深海鱼类的脂肪也是多不饱和脂肪酸的良好来源；花生、核桃、松子仁、榛子等坚果应尽量少吃；一般建议饱和脂肪酸、单不饱和脂肪酸、多不饱和脂肪酸之间的适宜比例为1：1：1。

（3）严格控制胆固醇的摄入量：每天胆固醇的摄入量在300毫克以下，高胆固醇血症患者应限制在200毫克以下。

（五）补充维生素和矿物质的摄入

（1）糖尿病患者应注意补充B族维生素和维生素C：B族维生素可改善神经症状，充足的维生素C可改善微血管循环。富含维生素C的食物有猕猴桃、柚、柑、橙、草莓等。

一般人们普遍以为糖尿病患者不能吃水果，实际上水果对于糖尿病患者并非禁忌的食物。虽然水果中含有单糖类，这些糖类升高血糖的作用非常快，但是水果中也含有丰富的维生素、无机盐和膳食纤维，这些营养素对糖尿病患者有一定的好处。原则上对于血糖较高、尿糖呈阳性的患者来说最好不要食用，空腹血糖在7.8毫摩尔/升并稳定一段时间以后才可食用。食用水果前后需要监测血糖或尿糖。在选择水果时要优先选择含糖量较低或甜度不高的食物；每天可以吃水果150~200克，但因水果的种类而异；食用水果的时间应安排在两顿正餐之间，不要餐后马上食用。

（2）为防止糖尿病患者并发高血压，应尽量减少食盐的摄入量。

（3）为防止糖尿病患者并发骨质疏松症，应适当增加钙的摄入量。

（4）注意补充铬和锌，因为铬是葡萄糖耐量因子的组成成分，而锌是胰岛素的组成部分，共同参与糖代谢。

（六）糖尿病患者不应饮用含糖饮料，如果汁、汽水、可乐等，可饮用矿泉水或茶水

（七）建议糖尿病患者不饮酒

（八）摄取营养平衡的膳食，注重食物的多样化

糖尿病患者每天的膳食中都要包括谷薯、蔬菜、水果、大豆及其制品、奶类及其制品（不含糖）、瘦肉（含鱼虾）、蛋类、油脂（包括坚果）等食物。

（九）养成合理的进餐习惯

糖尿病患者每天至少进食3餐，而且要定时定量。对于血糖控制不好的患者，可在3次正餐中匀出一部分食品增添2~3次加餐。

（十）预防低血糖反应

低血糖症是糖尿病患者常见的急性并发症，其原因可能有进餐延迟到食物过少，体力活动过度，饮酒、降糖药物过量等。偶然发生低血糖反应时，可立即饮用易于吸收的果汁、糖水或少量糖果、馒头等即可缓解。但如果经常出现低血糖时，则应该在医生指导下调整饮食和降糖药物。

虽然糖尿病患者饮食特点因人而异，但也具有一定的共性，每天250毫升奶、500克蔬菜、25克大豆、1个鸡蛋是必需的食物量。

> **温馨提示**：糖尿病患者的饮食治疗必须长期坚持，宜食鱼类蛋白质，主食以大米、玉米为主，水果蔬菜中含糖低者，可作为辅食，以保证不感觉饿；糖类食品最好不吃。

第二节　高血压营养调节策略

高血压是以体循环动脉压增高为主要表现的临床综合征，是最常见的心血管疾病。

一、高血压的分类

（1）原发性高血压：又称高血压病，在绝大多数患者中病因不明，占所有高血压患者的95%以上。

（2）继发性高血压：是由于体内某些疾病引起，约占所有高血压患者的5%。

二、高血压的临床症状及并发症

（一）一般表现

原发性高血压一般起病缓慢，早期常无明显的症状，偶于体格检查时发现血压升高。有的患者偶有头痛、眩晕、心悸、耳鸣等症状。

（二）常见的并发症

（1）心：高血压可促使冠状动脉粥样硬化的形成与发展，可出现心绞痛、心肌梗死、心力衰竭及猝死。

（2）脑：高血压可促使脑动脉粥样硬化的发生与发展，可引起短暂性脑缺血发作及脑动脉血栓形成；高血压极度升高可发生高血压脑病，表现为严重头痛、恶心、呕吐及不同程度的意识障碍、昏迷或惊厥。

（3）肾：长期持久血压升高可导致进行性肾硬化，并加速肾动脉粥样硬化的发生，可出现蛋白尿、肾功能损害等。

三、高血压患者的营养策略

（1）定时定量，少量多餐。三餐的热量分配最好为：早餐25%~30%，午餐35%~40%，晚餐25%~30%。两餐之间可以加餐，加餐的热量也应计算。总热量在6 674~7 829千焦。

（2）脂肪、蛋白质、糖三者合适的百分比应为15%~25%、10%~15%、60%~70%。

（3）减少动物性脂肪和胆固醇的摄入量，胆固醇每日限制在300毫克以下，增加植物油，特别是豆油。因豆油中含有抑制胆固醇吸收的谷固醇。每日脂肪量50~58克。

（4）多吃富含植物纤维的食物，如粗粮、蔬菜、水果等。尽量少吃精制糖、蜂蜜、水果糖、糕点等。

（5）多吃优质蛋白质，如乳类、蛋类、瘦肉、鸡、鱼及豆类。

（6）多吃富含维生素的蔬菜、水果、麦片及豆类。

（7）应经常补充含无机盐和微量元素铬、碘、硒等的食物。

（8）控制盐的摄入量，每日控制在4克左右。

（9）少吃糖精。

（10）忌烟酒和辛辣刺激品，对容易产生胀气的食品，如红薯、土豆等亦应少吃；少喝或尽量不喝咖啡，睡前不喝浓茶和咖啡。

（11）可经常食用菊花脑、芹菜、菠菜、茭瓜、大蒜、山楂、香蕉、葵花子、荸荠、海蜇、豆腐、绿豆、马兰头、鲜竹笋、海带、紫菜、麦麸、荞麦、玉米、椰子、西瓜、莲子、黑木耳、大枣、香菇、牛奶、生姜、鲑鱼、甲鱼、苹果、燕麦等。

> **温馨提示**：早期高血压常无任何症状，因此，人们需要定期检查身体，对于有高血压家庭史的人群或饮食不健康的人群更要经常定期体检。

第三节　高脂血症营养调节策略

由于脂肪代谢或运转异常使血浆中一种或多种脂质高于正常值称为高脂血症。

一、高脂血症的病因及症状

高脂血症是由各种原因导致的血浆中胆固醇或甘油三酯水平升高或两者都升高的一类疾病。严格说，高脂血症应该称为高血脂蛋白血症。

高脂血症产生的原因：当由于各种原因使血液中胆固醇的来源增加时，也就是说从食物内脏、蛋黄、奶油及肉等动物性食品对胆固醇摄取增多；或由于胆固醇合成的原料乙酰辅酶A（这种物质是葡萄糖、氨基酸及脂肪酸的分解代谢产物）供应增加，自身合成胆固醇增多时；或由于胆固醇在肝脏中转化成胆汁酸的能力降低；或在肾上腺皮质合成醛固酮、糖皮质激素、雄激素和雌激素，在睾丸合成雄激素睾丸酮，在卵巢和胎盘合成孕激素和雌激素功能低下，使胆固醇的消除不足时，高胆固醇高脂血症就形成了。

头晕是各种高脂血症的常见症状之一。主要原因是长期的脑动脉硬化及血液黏稠度增高导致脑部缺血缺氧。

心绞痛是高脂血症合并冠心病时的常见症状之一。产生的主要原因是长期的冠状动脉粥样硬化及血液黏稠度增高导致心肌缺血缺氧。

反复发作的饱餐后腹痛可见于高脂血症导致的肠系膜动脉硬化性胃肠缺血；高脂饮食后急性发作的持续性中上腹痛多为急性胰腺炎。

肢体乏力或伴有活动后疼痛，可见于长期高脂血症导致的闭塞性动脉硬化。

二、高脂血症的营养策略

（一）高脂血症合理的饮食习惯与膳食结构

（1）保持热量均衡分配，饥饱不宜过度，不要偏食，切忌暴饮暴食或塞饱式进餐，改变晚餐丰盛和入睡前吃夜宵的习惯。

主食应以谷类为主，粗细搭配，粗粮中可适量增加玉米、燕麦等成分，保持碳水化合物供热量占总热量的55%以上。

增加豆类食品，提高蛋白质利用率，以干豆计算，平均每日应摄入30克以上，或豆腐干45克或豆腐75~50克。

（2）在动物性食物的结构中，增加含脂肪酸较低而蛋白质较高的动物性食物，如鱼、禽、瘦肉等，减少陆生动物脂肪，最终使动物性蛋白质的摄入量占每日蛋白质摄入总量的20%，每日总脂肪供热量不超过总热量的30%。

（3）食用油保持以植物油为主，每人每日用量以25~30克为宜。膳食成分中应减少饱和脂肪酸，增加不饱和脂肪酸，使饱和脂肪酸供热量不超过总热量的10%，单不饱和脂肪酸占总热量的10%~15%，多不饱和脂肪酸占总热量的7%~10%。

（4）膳食中胆固醇含量不宜超过300毫克/天。

（5）保证每人每日摄入的新鲜水果及蔬菜达400克以上，并注意增加深色或绿色蔬菜比例。

（6）膳食成分中应含有足够的维生素、矿物质、植物纤维及微量元素，但应适当减少食盐摄入量。减少精制米、面、糖果、甜糕点的摄入，以防摄入热量过多。

（7）少饮酒、最好不饮。少饮含糖多的饮料，多喝茶。咖啡可刺激胃液分泌并增进食欲，但也不宜多饮。

（二）富含胆固醇的食物

每100克动物类食品含胆固醇的量见表4-2。

表4-2　每100克动物类食品含胆固醇的量

含　　量	食物品种
超过100毫克的	甲鱼、大马哈鱼、鸡、肥猪肉、鲜贝、海虾、火腿、海蟹、黄鳝、鲫鱼、肥牛肉、牛油、肥羊肉、田螺、鸡腿、猪肚、奶油、河鳗、对虾、炸鸡等
超过200毫克的	蝎子、扒鸡、墨鱼、河虾、鲍鱼、河蟹、鱿鱼、黄油等
超过300毫克的	干贝、猪肾、鸡肝等
超过400毫克的	虾皮、鲜蟹黄、猪肝、鸡肝、淡菜
超过500毫克的	熟鹌鹑蛋、鸡蛋、羊头肉等
超过1 500毫克的	鸭蛋黄、鸡蛋黄、猪脑等

（三）能够降低血脂的食物

植物性食物：蔬菜、水果、豆类食物、燕麦麸、玉米外皮、琼脂、果胶、海草胶。

动物性食物：海蜇、牛乳（鲜）、酸奶、脱脂牛奶粉、海参（鲜）、牛蹄筋（熟）、蛤蜊、火腿肠、兔肉、带鱼、猪肉（瘦）、鸡肉松、盐水鸭、鲤鱼、猪蹄（熟）、草鱼、大黄鱼、鲢鱼。

温馨提示：高脂血症的最大危害是可最终导致冠心病和脑血管病，应引起重视。

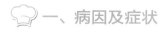

第四节　肥胖症病人营养调节攻略

一、病因及症状

肥胖是一种病，就是通常所说的"肥胖症"。

肥胖病对身体的主要危害是由于脂肪的积聚，使机体负担加重，氧的消耗量较正常人增加30%~40%，因而怕热、多汗；肥胖者横膈大多数是抬高，这又影响呼吸和血液循环，使人呼吸急促，易感到疲乏，同时出现头晕、头痛、心悸、腹胀、下肢浮肿等症状；因为肺部换气不足，心搏出量增加，又可以引起左心室肥大，严重时可以导致心肺功能衰竭；肥胖常常是糖尿病、胆石症和心血管疾病的潜源。肥胖者的死亡率比同龄的正常人要高25%~50%，另外，因循环和泌尿系统疾病而死亡的胖人更比正常人多60%左右。可见肥胖是长寿的大敌。

二、膳食原则

肥胖病人的饮食原则：低热量、低脂肪、低碳水化合物、低盐，而摄取足够的蛋白质、足够的无机盐和食物纤维，少食多餐。

（1）蛋白质丰富而热量少的食物：大豆、大豆粉、淡奶粉、肉松、精肉、心、肝、胰、蛋、豆腐、禽肉、肚、肺、黄豆芽、乳类、鱼、虾、蟹等优质蛋白类食品。

（2）以低热量饮食为原则：蒜苗、胡萝卜、洋葱、蒜头、空心菜、冬瓜、白菜等低热量，高维生素和矿物质的食品应该多吃。

（3）主食要定量。米、面、粗粮、豆类、面包以及土豆等淀粉类碳水化合物食品要定量，减少脂肪在体内积聚。

（4）禁吃饱和脂肪、动物脂肪。低脂肪食品也应该选择富含不饱和脂肪酸的植物油，如菜籽油、麻油等，从而防止饱和脂肪酸摄入引发一系列并发症。

（5）不饮用含酒精类饮料，含酒精类饮料包括啤酒和葡萄酒。

三、预防肥胖

预防肥胖必须从"小做起"。因为幼儿时期的肥胖表现为脂肪细胞的肥大伴增生，而增生的脂肪细胞数目一般不会减少。而成年人肥胖单纯表现为脂肪细胞的肥大，减肥效果比较明显。

学龄前期是塑造饮食习惯和行为习惯的关键时期，良好的生活习惯对成年后的健康生活大有裨益。

温馨提示：注意饮食，加强锻炼。

第五节 骨质疏松症营养调节策略

骨质疏松症是以骨量减少、骨微观结构退化为特征，致使骨的脆性及骨折危险性增加的全身体骨骼疾病。

一、骨质疏松的原因

骨质代谢方式非常独特，包括成骨细胞参与的骨形成和破骨细胞参与的骨吸收两个过程。在生命的头30年中，骨形成大于骨吸收，净骨质增加，直至形成骨质峰值；接着骨量进入一个相对稳定时期，保持此骨质峰值；从40~45岁开始，骨吸收大于骨形成，则出现净骨质丢失，骨质将以每年0.2%~0.5%的恒定速率减少，而女性在更年期前后10年中更是以每年2%~5%的高速率丢失。如果不能采取积极有效的预防措施，天长日久就可能导致骨质疏松症的发生。

二、骨质疏松症的主要症状

骨质疏松早期可能无明显症状，当发展到一定程度时，可出现如下症状：

（1）疼痛：常见于胸段和下腰段。可伴有关节酸痛、四肢酸麻、两膝酸软无力等症状。较轻的疼痛在稍活动后可缓解，严重时疼痛持续较久，在久坐久立开始活动时加剧疼痛。

（2）骨折：由于骨骼变得很脆，可因轻微的活动，如咳嗽、打喷嚏、下楼梯、拖地、开窗等稍微用力的情况下发生骨折；如果走路不小心滑倒，可发生股骨颈骨折或股骨转子部骨折，患者可能致残。

（3）椎体变形：椎体结构以骨松质为主，周围皮质较薄，是受骨代谢吸收因素影响较早的部位。骨质疏松时椎体骨小梁稀疏，横行小梁明显减少或消失，受重力影响容易发生压缩变形，出现身高缩短、脊柱侧突和驼背等表现。

（4）关节退化：60岁以上的人中，约有80%患骨性关节病。在35岁以上的人中，男性约有60%，女性约有44%发生腰椎退行性变化，即人们常说的"骨质增生"。

（5）内脏功能障碍：由于胸廓失去弹性和腰椎前突妨碍心脏、肺和消化系统的血液循环和正常功能活动，出现胸闷、气急、慢性咳嗽、腹胀、便秘等症状。

🍳 三、骨质疏松症的饮食原则

（1）增加骨骼所需营养。在正常生理情况下，维生素D能促进肠、骨、肾小管等器官对钙、磷的吸收，增加磷灰石的形成。维生素D能直接刺激软骨生长，还能通过肾脏调节钙、磷代谢。因此，应摄入含钙及维生素D多的食物，如排骨、蛋、豆类、虾皮、牛奶，还有海带、芹菜、木耳等。天然食物中维生素D含量不多，动物肝脏、蛋黄、海鱼和鱼肝油中含量较高。

（2）为防治老年人或延缓绝经期后骨质疏松的发生，每日的钙摄入量不应少于1 000毫克。钙的补充可用葡萄糖酸钙（4~8克/日），也可每日服磷酸甘油钙3~6克。对于有症状的骨质疏松妇女或X线证实骨质疏松有负钙平衡者，每日给钙800毫克。

（3）维生素D治疗。通常每日给维生素D_2或维生素D_3 5 000~10 000单位。可使钙吸收增加，经治疗后，多数病人骨痛可获减轻。

（4）血磷增高，血钙降低，可引起继发性甲状旁腺机能亢进，导致骨吸收亢进和骨质疏松发生。因此，饮食中钙与磷应保持一定比例，以1:1或1:2为好。奶及奶制品、虾皮、海带、发菜、大豆、豆腐等其含钙量都较丰富；瘦肉、蛋、牛奶、动物肝肾等其含磷量较丰富。所以，饮食不要偏食，不要反复吃同一种食物，饮食要多样化，更要注意膳食平衡。

（5）微量元素镁、氟、铁、锌可参与人体增加钙吸收，平衡、贮存以及骨的形成。

> **温馨提示：**补钙应遵医嘱，不可盲目进补。

第六节　啤酒肚营养调节攻略

一、啤酒肚产生的原因

现在，国际上对"啤酒肚"的成因有不同的观点。第一，有的认为"啤酒肚"是营养过剩形成的；第二，也有人认为是营养不均衡造成的。德国联邦营养医学会最新研究表明，"啤酒肚"与男性的遗传基因有关，男性的脂肪大部分储存于腹部。第三，长时间久坐办公、缺乏运动，或是心情抑郁，一般人在压力之下容易饮食过量消化不良而造成体重过重。第四，睡眠质量差也能造成啤酒肚。

当然，每个人的基因不同，引发"啤酒肚"的可能性也不同。一般来说，青少年有"啤酒肚"往往是因为营养过剩，对中年人而言，睡眠质量问题是主因。随着年龄的增长，男性荷尔蒙的分泌会随之减少，从而使体内脂肪组织增加并聚集于腹部，而且年纪越大影响越明显。

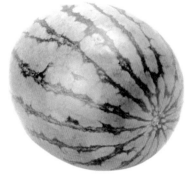

一般男人的体内有大约300亿个脂肪细胞，随着年龄的增长，这些细胞就会增重一些，因此，几乎每一个男人在30岁以后总是要比以前重一些。另外，啤酒也会使人食欲增加，从而造成营养积存。

二、啤酒肚饮食营养

从"啤酒肚"产生的原因来看，啤酒肚产生的祸首并不完全是啤酒造成的，还有其他因素，但如果注意饮食营养，对"啤酒肚"的预防有一定的作用。

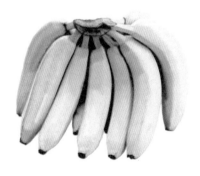

根据人们的生长规律，男人接近老年时，由于新陈代谢率较低，需要的热量也就较少；但对各种维生素、矿物质却需要得更多了。如果营养素不能有效地摄入和平衡的话，就极易出现脱发、牙齿松动、皮肤干燥以及肌肉无力、便秘和大脑迟钝等现象。

为此，男人要从进入中年起就注重铁、钙、蛋白质、叶酸和维生素C、维生素D、维生素B$_{12}$的摄入。补充铁可多吃肝、蛋和坚果，如核桃、松子等。

补充维生素C可多吃柑橘、白菜、青椒、西瓜等，这些食物也有助于提高身体对铁的吸收能力，降低胆固醇、避免紧张和减缓衰老。保证蛋白质的需求，可多吃鱼、大豆、牛奶和鸡蛋。补充维生素和矿物质可多食绿色蔬菜和水果。

温馨提示："啤酒肚"不光是喝啤酒引起的，更重要的是饮食、运动、心情诸因素。

第七节　脱发营养调节攻略

一、脱发的症状

头发的寿命一般为2~5年，每天再生的新发约50根，若每天头发脱落数超过新生数，就是不正常的脱发现象。脱发有多种多样，常见的有一般性脱发、斑秃、秃顶等。在此仅分析一般性脱发，其他脱发往往是由疾病所致。

一般性脱发是因为头皮分泌旺盛，使过多的油脂聚集在毛囊，引起毛囊口角化过度，从而影响毛囊营养，致使毛囊逐渐萎缩，造成脱发。

二、脱发患者的饮食原则

（1）蛋白质是头发生长的主要成分。因此，要摄取充足的蛋白质食物，尤其是完全蛋白质食物，可多吃动物的肝脏、瘦猪肉、牛肉、牛奶、鸡蛋、鱼、虾、豆类及其制品等。

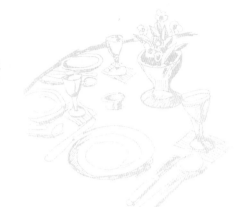

（2）富含维生素A的食品可以防止脱发。如果有严重的脱发现象，除了咨询医生外，也可以多摄取一些富含维生素A的食品，如蛋黄、胡萝卜、香蕉、菠萝、柿子等。

（3）同时应多吃富含碘、B族维生素的食物，这样可保持头发光泽、滋润，对保护头发有重要作用。维生素B_6对调节脂肪酸的合成，抑制皮脂分泌，刺激毛发有重要作用。含维生素B_6和碘的食物有海带、芹菜、蘑菇、马铃薯、牛肉、牛肝、牛肾、香蕉等。富含泛酸、生物素的食物有牛肝、牛心、鸡蛋、牛奶、猪肉、花生、黄豆、新鲜蔬菜和水果等。

（4）脂溢性脱发应多吃富含微量元素锌的食物，如肉类、蛋黄、花生、核桃、茶叶、香蕉、苹果、海带、紫菜、牡蛎、芹菜、青菜等。

（5）薏仁和芝麻富含维生素E，也是美发的圣品。

> **温馨提示：** 应忌食或少食全脂牛奶，奶油及其制品、油炸食品、巧克力、甜食、酒、浓咖啡及其辛辣刺激性食物，盐分不能过多。

第八节　失眠患者的饮食营养

一、病因及症状

失眠即睡眠不足或睡不深熟，一般可分为三种：难以入睡（起始失眠），易于惊醒（间断失眠）、睡眠持续时间短于正常时间（早醒失眠）。主要原因是精神过度紧张和兴奋，也可由于疼痛、环境不安静、服用兴奋性饮料或药物等原因引起。失眠者常伴有头痛、头重、头晕、头眩、记忆力减退、注意力不集中、身体衰弱和精神疲乏等症状。失眠可根据不同的症状及检查作出诊断。

二、失眠患者的饮食原则

（1）忌食辛辣及烟酒。调膳配餐时，切勿食用太辛太热或太寒太凉的食物，以不耗气、不动火、平和的食品为主，以冀阴阳平衡。吸烟时烟里的尼古丁有刺激神经的作用，导致睡眠障碍。少量饮酒帮助入睡，但不同程度影响睡眠深度和睡眠质量。

（2）失眠的主要表现是睡眠不足、心神不宁，故安神养心、养血镇静的药膳为首选，如枣仁竹叶心粥等。

（3）晚餐不可过饱，睡前可进食香蕉、火鸡、大枣、酸奶、牛奶等，这些食物富含色氨酸，有助于睡眠。饮食宜清淡，少食肥甘厚味，忌刺激食品。

（4）失眠者大多伴发头晕头痛、健忘、神疲倦怠等症。故在膳食的调配上，应注意调配补气、健脾、和胃的食品。

三、利于治疗失眠的食品

（一）红枣银耳汤

用料与用法：银耳10克，白糖15克，大枣5克。将银耳、大枣洗净，在锅中用文火煨至烂熟，吃时加入白糖即可。每日早、晚各一次，连服一周。

功效与主治：养阴补血安神。适用于心阴虚，心血不足引起的神经衰弱。

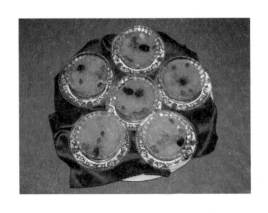

（二）紫菜猪心肠

用料与用法：紫菜30克，猪心1个。猪心切片，与紫菜入锅加适量水同煮熟烂，吃肉饮汤。宜常食用。

功效与主治：养心安神，适用于失眠症。

（三）枣仁百合汤

用料与用法：生枣仁15克，熟枣仁15克，百合30克。先将枣仁加适量清水煎煮片刻去渣，再加入百合煎煮至熟即可。食百合，饮汤。

功效与主治：镇静安神，清心养血。主治失眠。

（四）红枣葱白汤

用料与用法：红枣20枚，葱白7根。将红枣洗净，用水泡发后煮20分钟，再将葱白洗净加入，连续用文火煮10分钟。吃枣喝汤，临睡前服用，连服数天。

功效与主治：补益心脾，养血安眠。适用于失眠，多梦易醒，心悸健忘，面色少华，神疲乏力。

（五）大枣桑葚粥

用料与用法：桑葚30克或鲜品50克，大枣10枚，粳米100克，冰糖适量。先将桑葚浸泡片刻，洗净后与大枣粳米同入砂锅煮粥，粥熟后加入冰糖溶化即可。每日2次，空腹食用。

功效与主治：补肝滋肾，养血明目。适用于血虚引起的失眠、多梦、心悸、视物不清、耳鸣、头晕、目眩、腰膝酸软、须发早白、肠燥便秘等症。

温馨提示：糕点、快餐食品、碳酸饮料、冰激凌等，都是年轻女性比较喜爱的食品。但是，这类食品如果饮食过量，都会影响头发的正常生长，容易出现白发。同时，吸烟过多也会影响头发的生长。

第五章　食物搭配策略

第一节　粗粮与细粮的搭配

我们平时习惯把大米、白面等称为"细粮"，而把玉米面、小米、高粱米等称为"粗粮"或"杂粮"。在食物比较紧张的时期，人们怕吃粗粮，现在生活水平提高，人们开始抛弃粗粮，食用细粮，并且，多数人还都认为细粮比粗粮好吃。真是这样吗？其实，从营养学的观点来看粗粮和细粮各有特色。

目前，我国人民仍然是以粮食做"主食"。大约有80%的热能、50%的蛋白质是由谷类粮食所提供的，同时，谷类中也含有相当多的B族维生素和无机盐。但在人们讲究营养的今天，谷类食品则受到冷落，这是因为谷类食品的蛋白质含量相对较低，质量较差，某些维生素含量不足。作为"主食"的谷类粮食由于品种不同，所含的营养成分也不完全相同，所以要搭配食用，以取长补短，提高蛋白质的营养价值。

例如二米粥，即将大米及小米按1∶1等量混合后煮粥。北方人的主食中有一种称作"窝窝头"的食品，一般是用玉米面制作。经研究，若用玉米粉和豆粉混合面制作窝窝头，生物价值可以提高，即营养价值要好得多。

另外，经过加工的各种谷类食品具有不同的风味，搭配起来吃，可增加品种风味，从而增强食欲，丰富饮食的乐趣。

一、粗粮的营养价值

（1）由于加工简单，粗粮中保存了许多细粮中没有的营养成分，比如食物纤维素、B族维生素及多种矿物质等。

（2）很多粗粮还具有药用价值。美国科学家发现，燕麦麸能够降低血脂、血糖，可有效地预防糖尿病。

（3）哈尔滨医科大学一项调查表明，荞麦对糖尿病的控制也大有益处，而玉米则可加速肠蠕动，有利于肠道排毒，从而减少患大肠癌的机会。

（4）粗粮中的食物纤维可以防治老年便秘。

（5）某些粗粮还是健脑食品，如黑米可养精提神，黑芝麻可预防衰老等。

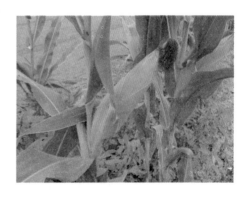

二、细粮的营养价值

（1）细粮不仅口感好，而且相比于粗粮更容易被身体消化和吸收。

（2）细粮中含有较多的氨基酸。大米不仅含有丰富的人体所需的多种氨基酸，而且其蛋白质的含量也高于粗粮。

（3）小麦中的蛋白质含量也高于粗粮，可以有效补充人体对蛋白质的需求。

三、粗中有细的三大原则

（1）粗细搭配。食物要多样化，粗粮和细粮都存在营养成分不全面的弱点，因此，饮食中要粗粮、细粮搭配，进行互补。可以一个星期吃2~3次粗粮，定期吃点小米面、红薯等。中年人尤其是有"三高"、便秘等症状者，或长期坐办公室、接触电脑较多和应酬较多的人群，都要注意多吃些粗粮。

（2）粗粮与副食搭配。粗粮内的赖氨酸含量较少，单独吃可能会造成身体赖氨酸缺乏，因此可以与牛奶等副食搭配，以补其不足。

（3）粗粮细吃。粗粮普遍存在口感不好及吸收差等劣势，因此可通过把粗粮熬粥或与细粮混吃来解决这个问题。

> 温馨提示：粗粮中含有大量的纤维素，可以刺激大肠，促进肠蠕动，对预防肠癌及心脑血管疾病都有好处。但是，长期大量进食粗粮类高纤维食物，也会给人体带来危害。营养学家建议：一个健康的成年人，每天粗粮的食用量应在10~30克。

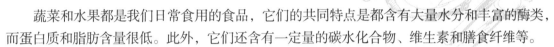

第二节　蔬菜与水果的搭配

　　蔬菜和水果都是我们日常食用的食品，它们的共同特点是都含有大量水分和丰富的酶类，而蛋白质和脂肪含量很低。此外，它们还含有一定量的碳水化合物、维生素和膳食纤维等。

　　不仅如此，蔬菜和水果中还常含有各种有机酸、芳香物质、色素等成分。这些物质虽然不是营养素，却赋予蔬菜、水果以良好的感官性状，食后对增进食欲、促进消化、维持肠道正常功能等都具有重要意义。

一、蔬菜的营养价值

　　蔬菜中主要含有丰富的维生素、糖类、膳食纤维等，其中植物激素在幼嫩芽的蔬菜中含量最为丰富。蔬菜中还含有少量的蛋白质。人体所需的维生素A和维生素C等，绝大部分是由蔬菜提供的。

　　此外，蔬菜中还含有B族维生素，一些绿色、黄色蔬菜中含有丰富的胡萝卜素，尤其是深绿色的蔬菜中含量最为丰富。

　　蔬菜根据品种和部位的不同，所含的营养成分也有所不同。

　　（1）叶菜类：如白菜、菠菜、青菜等，主要含维生素C、维生素B_2、胡萝卜素以及铁、镁等微量元素。

　　（2）瓜茄类：如冬瓜、茄子、西红柿等，主要含丰富的维生素C、胡萝卜素等。

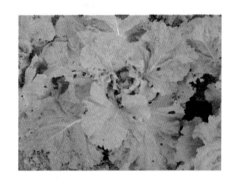

　　（3）根茎类：如萝卜、大蒜、莲藕、土豆等，含淀粉较多，而且还含碘、铜、锰、钙等多种微量元素。

　　（4）野菜类：野菜中一般都含有丰富的胡萝卜素、核黄素、叶酸等维生素，其含量要超过栽培的蔬菜。

二、水果的营养价值

　　水果大多含有维生素、糖类及各种微量元素，尤其是维生素C和维生素B的含量丰富，此外还含有色素及多种有机酸，对人体健康大有裨益。

　　（1）水果中因含有芳香物质而具有特殊的香味，食后能刺激食欲，有助于食物的消化。

　　（2）水果中的色素不仅使其呈现鲜艳的颜色，还对人体健康有益。如西红柿红素、

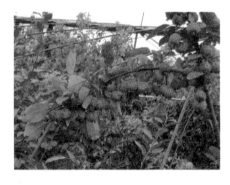

叶绿素、类胡萝卜素、花青素等，具有抗氧化及防病、治病多种功效。但这些色素很不稳定，对光、热、酸、碱都很敏感，环境稍有变化就会失去鲜艳的色泽。

（3）水果中主要的有机酸包括苹果酸、柠檬酸和酒石酸等。这些有机酸一方面能使其具有一定的酸味，可刺激消化液的分泌，有助于食物的消化；另一方面，它们还可使食物保持一定的酸度，对维生素C的稳定有保护作用。

🍳 三、水果蔬菜的互补原则

（1）不可互相代替。总体来说，水果和蔬菜中都含有丰富的维生素，尤其是富含维生素C和胡萝卜素，并且还含有丰富的钙、钾、镁、铜、钠等矿物质和微量元素。但人们对水果和蔬菜往往是各有偏爱，有的家庭注重吃水果，有的则偏重蔬菜，以为可以互相代替，实际这是不对的。

蔬菜和水果是不能互相替代的，因为它们的营养成分和含量各具特点，因此，其特殊性的生理作用和功能也不尽相同。

（2）经常变换品种。每种蔬菜和水果所含的营养物质都各有偏重，比如绿色蔬菜中含叶绿素较多，而土豆则含淀粉多，红色的水果含西红柿红素多，而黄色的水果含维生素C最为丰富。因此在选择吃蔬菜和水果时，要尽量变换品种，搭配食用，并适当配合脂肪、蛋白质等一同进食，这样才能补充身体所需的营养物质。

（3）与主食搭配食用。尽管蔬菜和水果的营养比较丰富，但却不能因此就将其作为每天的主食食用，否则会身体贫血或营养不足，造成免疫力低下，影响身体健康。因此营养专家建议，主食的摄入是必需的，蛋白质含量高的鱼、肉及蛋类也要适当补充，蔬菜的摄入量应多于水果。这些食物合理搭配，才能带给我们充足、全面的营养，保证身体健康。

温馨提示：

水果和蔬菜虽然都含有维生素和矿物质，但在含量上是有差别的，一般来讲水果的营养低于蔬菜。另外，患有疾病的病人对水果和蔬菜要有选择地食用，并限量食用。

第三节　牛奶、蛋类与豆类的搭配

　　牛奶、蛋类及豆类等，是人体蛋白质的主要来源，是我们保持健康不可缺少的营养物质。其中牛奶和蛋类属于荤食，豆类属于素食。

一、牛奶的营养价值

　　牛奶中的营养十分丰富，它含有水分、蛋白质、脂肪、糖类、钙、铁、镁、钾、钠及多种维生素等，而且牛奶中的蛋白质含量高于人奶，并含有人体所需的8种氨基酸。

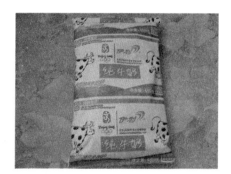

　　（1）牛奶中的蛋白质属优质蛋白质，不仅容易被分解吸收，而且非常适合于人体的需要。

　　（2）牛奶中脂肪的含量也较高，而且因其颗粒小，呈高分散胶体状态，因此更宜于消化吸收，尤其适合儿童及病后初愈、身体虚弱的人饮用。

　　（3）牛奶中含有丰富的无机盐，盐类主要是盐酸、磷酸、柠檬酸和酸式碳酸的钠、钾、钙和镁盐。牛乳是多种矿物质的重要来源，尤其是钙的含量高达115~120毫克/100克。老年人如果能坚持每天饮用牛奶，可以预防老年骨质疏松症。

　　（4）牛乳中所含碳水化合物主要是乳糖，其余为少量的葡萄糖、果糖和半乳糖。乳糖作为哺乳类动物乳汁中的特有成分，具有调节胃酸、促进胃肠蠕动和消化腺分泌的功能。其甜度仅为蔗糖的1/8~1/5。

　　（5）牛奶中含有较多的维生素A、维生素C和维生素B，但是维生素D含量较少，因此，如果孩子以牛奶为主食的话，要注意适当补充维生素D。

二、蛋类的营养价值

　　蛋类中含量最丰富的就是蛋白质，此外还有脂肪、维生素和矿物质等。

　　（1）蛋类蛋白质是天然食品中最优秀的蛋白质，其中必需氨基酸的数量及其相互间的比例与人体的需求十分相近。但这些氨基酸与米面中的氨基酸不一样，因此将鸡蛋与米饭、面食混着吃，可以使每餐补充的氨基酸更加全面，并提高蛋白质的质量，便于人体吸收利用。

（2）蛋类的脂肪都主要集中在蛋黄里。鸡蛋中蛋黄的脂肪含量可达33.3%，而蛋白中的脂肪含量就比较少。而且蛋黄中还含有很高的胆固醇，适量的胆固醇对制造和维护神经细胞有着很重要的作用。

（3）蛋类食品中的脂肪主要是由不饱和脂肪酸组成，在常温下为液体，容易被人体吸收。而且蛋黄中还含有大量的卵磷脂、脑磷脂和神经鞘磷脂，它们对人脑及神经组织的发育生长都有帮助。因此，蛋黄也是青少年在成长中不可或缺的健脑食品。

（4）蛋类中的维生素也主要集中在蛋黄中。蛋黄中含有维生素A、维生素E及大部分的B族维生素，而且蛋黄是仅次于鱼肝油的维生素D的天然来源。

（5）蛋黄中含有大量的铁质，而铁又是参与和制造血红蛋白的原料，因此蛋黄可以成为贫血患者的补血佳品。

三、豆类的营养价值

豆类按其营养成分的含量不同可以分为两大类：一类是大豆，含有丰富的蛋白质和脂肪；另一类是杂豆，含有丰富的碳水化合物，也含少量的蛋白质和脂肪。

（1）大豆是含有能与动物性食品相媲美的高蛋白、高脂肪和高热量的植物性食物，因此，它在膳食结构中起着相当重要的作用。

（2）大豆蛋白质中含有丰富的氨基酸，尤其是赖氨酸含量最多，其含量比谷物要高10倍，因此，将大豆与其他粮食一起食用，使蛋白质的营养价值显著提高。

（3）豆类中还含有多种蛋白酶抑制剂、不饱和脂肪酸及酚类化合物等，对亚硝胺的形成有抑制作用。

四、牛奶、蛋类和豆类搭配原则

不论是将牛奶、蛋类与豆类食品互相搭配，还是与其他食物搭配，都应该做到饮食多样化。豆类中富含营养素，与营养丰富的奶、蛋搭配食用，可以起到"锦上添花"的效果，如果能再与蔬菜、水果及谷类食物搭配，则可以取长补短，从而形成最佳的膳食结构。

> **温馨提示**：煮豆浆时，要使豆浆充分加热成熟，因为在生豆浆中含有胰蛋白酶抑制物和皂苷，充分加热可以破坏胰蛋白酶抑制物和皂苷，否则易中毒。加热时不能豆浆一冒泡就关火，而应用改用小火，让其充分成熟。

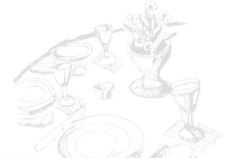

第四节 荤食与素食的搭配

现在很多人都奉行素食，认为要想健康长寿，就应该做一个"素食主义者"。实际上，这种观点并不正确。因为人体在生长发育过程中，每天都需要补充大量的优质蛋白质和必需的氨基酸。而素食除大豆外，其他食物中的蛋白质含量比较少。

一、素食的营养价值

养生学家一贯主张多用清淡素食，少吃肥腻厚味的荤食，这对养生保健具有不容忽视的重要意义。

尤其是老年人，消化吸收功能在逐渐减弱，更应注意多吃素食。

（1）素食中含粗纤维较多，它虽不是营养物质，但却是人体健康所必需的。因为纤维素能促进胃肠蠕动，增强消化和排泄功能，使身体代谢的废物很快排出体外，减少人体对有毒物质的吸收，降低发病率。而且部分纤维素还能在肠道细菌的分解下合成B族维生素，如肌醇、泛酸等，可以被人体吸收利用。

（2）素食可以提供给人体较多种类的维生素，如维生素C，这是荤食无法比拟的。

（3）素食还具有美容的功效。比如多吃蔬菜可以增加人体植物脂肪，保持皮肤光润。因为蔬菜中的碱性物质和维生素都有调节血液和汗腺代谢的功能，可加强皮肤营养。

（4）素食还能使人保持头发乌亮柔润。无论哪个季节，适当多吃素食对身体都有裨益。

二、荤食的营养价值

肉、禽、鱼、蛋、奶等均属于荤食，从营养的角度看，它们不仅含有丰富的蛋白质、脂肪、无机盐、维生素及氨基酸等，而且所含的蛋白质都属于优质蛋白，是维持人体健康必不可少的物质。

（1）肉类中的蛋白质主要存在于肌肉中，骨骼肌中除了水分之外，基本上也都是蛋白质。肉、禽、鱼、蛋、奶中蛋白质的氨基酸组成基本相同，含有人体所需的8种必需氨基酸，而且比例也接近人体的需要，可大大促进人脑和身体的发育，使身体强壮、精力充沛。

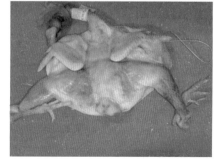

（2）尽管几种荤食中所含的脂类物质并不完全一致，但含量都非常丰富，而且饱和脂肪酸、不饱和脂肪酸及胆固醇的含量都比较高。

（3）肉类中含有较丰富的铁和磷，并含有一定量的铜，对于贫血者来说，适量多吃点荤食有好处。

三、荤食与素食搭配的原则

（1）荤素平衡：不管素食还是荤食，都是人体不可缺少的食物。素食有素食的好处，荤食有荤食的优点。保持身体健康的根本就在于荤素食物之间的平衡搭配，这样才能保证蛋白质及优质蛋白质、必需的氨基酸、各种维生素、无机盐及膳食纤维的摄入量。

（2）以素为主：如今人们大都提倡素食，但完全吃素也是不科学的，这样不能满足身体的营养需求。但我们提倡以素食为主，荤食为辅，荤素搭配。这样既保证了荤食中营养的有效吸收，又防止了因进食过多荤食而引起疾病。当然，这一原则也要因人而异，灵活掌握。

温馨提示：在脂肪摄取过程中，植物油和动物脂肪合食效果较好，两者的比例为2∶1。

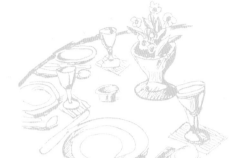

第五节 酸碱食物的搭配

人们身体的内环境是基本呈中性略偏碱性的。在新陈代谢过程中，身体会产生大量酸性物质，但都被血液中的缓冲物质中和，因而不至于使体内环境呈酸性。但有时也会出现紊乱。比如患腹泻时，排出物呈碱性，体内的酸性就会相对加强，从而使体内呈酸性；大量呕吐时，胃酸损失过多，体内又可呈碱性。每餐进食时，食物的酸碱度也会影响到人体的酸碱平衡。

在日常生活中，有人误认为，酸性食物就是吃起来带有酸味的食物，实际上并不是这样。酸性食物是经过消化后进入血液时 pH 值小于 7 的一类食物，而碱性的食物则相反。一般来说：大部分动物性原料是酸性食物，而大部分的蔬菜、水果都属于碱性食物。

一、酸性食物的营养价值

一些含有较多非金属元素的食物都属于酸性食物，如磷、硫、氯等。因为这些元素在人体内经氧化后会生成带有阴离子的酸根，因此属酸性食物。比如我们常吃的猪肉、牛肉、禽肉、蛋类、鱼类、牡蛎、虾以及面粉、大米、花生、啤酒等都属于酸性食物。

酸性食物因含有较丰富的蛋白质、脂肪等营养物质，因此是补充身体营养的必需食物，也是儿童、青少年生长发育阶段必不可少的"营养型食物"。而且因其味道鲜美，非常适合孩子们的口味。

二、碱性食物的营养价值

一些吃起来呈酸味的食品，如李子、桃等，它们所含的都是有机酸，在人体代谢后生成二氧化碳和水，对体液的酸碱性没多大影响，而原来与有机酸结合的钾、钠、镁等，在人体内会最终代谢为带阳离子的氧化物，使液体呈碱性，因此它们也属于碱性食品。

（1）碱性食物不仅能为身体提供钙、镁、钾、钠等无机盐元素，还可提供人体所需的多种维生素、微量元素和膳食纤维。膳食纤维在促进肠蠕动，防止便秘、减少肠道对致癌物及有毒物质的吸收，降低血液胆固醇等方面都起着重要的作用。

（2）美容的效果与所吃的食物分不开，营养的好坏决定着皮肤的肤质和色泽。食物的质量和酸碱度都会对容颜产生影响，其中碱性食物被认为是具有美容作用的食物。

（3）经过研究发现，某些学习成绩欠佳、智商发育水平较低的孩子，常常是酸性体质，如果能让他们多食用一些碱性食物，将有助于提高他们的智商水平和学习成绩。

（4）一般正常人的体液都呈弱碱性。人在运动后，常常会感到肌肉、关节酸胀，精神疲乏，其主要原因就是体内的糖、脂肪、蛋白质被大量分解，在分解过程中产生了乳酸、磷酸等酸性物质。这些酸性物质刺激了人体的组织器官，使人感到疲乏。此时如果能吃一些牛奶、豆制品、蔬菜、水果等碱性食物，可以中和体内的酸性成分，达到缓解疲劳的目的。

三、酸碱食物的搭配原则

（1）酸碱平衡，食物的酸碱搭配对人体健康具有重要意义。由于人体体液的酸碱度始终处于一个恒定的平衡状态，因此平时进食的食物也一定要酸碱搭配。否则进食酸性食物过多会造成血液呈现酸性，而为了中和这些酸性物质，身体又必然要消耗大量的钙、镁等元素，从而造成钙缺乏，引起一系列症状如皮肤病等。碱性食物过多使用，也同样会导致机体酸碱平衡失调导致疾病。

（2）"酸"少"碱"多。根据现代的饮食习惯，使人们过多地进食了酸性食物，所以，为了防病保健，平时饮食应多吃些碱性食物，以使机体内环境呈弱碱性，以利于各种生理功能的发挥。

> 温馨提示：经现代研究表明，机体内环境呈弱碱性，可以延长寿命。

第六节 烹饪调料与副食的搭配

各种烹饪调料及副食，也是我们日常饮食中不可缺少的食品，食用油、食盐、糖、醋、味精、酱油、料酒等。它们在我们饮食中不仅是调味物质，还能提供许多人体所需的营养元素，从而保持机体的营养均衡。

一、食用油

食用油包括动物油和植物油，其中动物油又包括猪油、牛油、羊油、鸡油、黄油等。而植物油则包括豆油、菜油、花生油、芝麻油、玉米油、亚麻油等。

食用油中所含的营养物质主要是脂肪。动物油的脂肪中含有较多的胆固醇，植物油的脂肪中含少量的植物固醇。豆油、亚麻油中含较多的维生素E、胡萝卜素等。而且豆油中的卵磷脂也比其他油类多。菜油中含较多的维生素E。

在动物的脂肪中，含有较多的饱和脂肪酸和胆固醇形成脂，这类物质易在动脉内膜沉积，导致动脉粥状硬化，而植物油中所含的不饱和脂肪酸，可以预防高血脂和高胆固醇血症，尤其是玉米油中含较多的植物固醇，具有防止胆固醇在肠道内吸收的功能，从而可预防血管硬化，促进饱和脂肪酸和胆固醇代谢。

> **温馨提示：**
> 食用烹调油注意事项：
> 1.烹调用油一定要适量。
> 2.日常做菜要以植物油为主，动物油为辅。
> 3.烹调时油温不宜过高。

二、食盐

食盐是我们饮食中最重要的调味品之一，它的主要成分是氯化钠。它可以为人体提供矿物质，参与体内代谢。

（1）食盐渗透能力强，是很好的调味料，可以解腻、除膻去腥，并能使食物保持原来的味道。盐有抑制和杀死食物中细菌的作用，撒在食物上可以短期保鲜，用来腌制食物还能防变质。

（2）食盐是构成胃液的基本物质，胃液以盐酸为主，它能"激活"胃蛋白酶原，使之转化为胃蛋白酶去分解食物中的蛋白质。

（3）用盐调水能清除皮肤表面的角质和污垢，使皮肤呈现出一种鲜嫩、透明的靓丽之感，可以促进全身皮肤的新陈代谢，防治某些皮肤病，起到较好的自我保健作用。

> **温馨提示：**
> 食用盐注意事项：
> 1.盐宜在菜肴烹饪即将出锅前加入。
> 2.不宜将食盐存放时间过长。
> 3.禁忌食用粗盐。
> 4.禁忌糖尿病病人的饮食过咸。

三、糖

糖也是人们日常饮食中主要的调味剂，尤其是白糖，在调味时用的机会更多。糖类主要是由甘蔗、甜菜等加工制成，但在制作的时候也添加了许多其他物质，因此在食用时，一定要严格控制。

正常情况下，我们的机体是不缺糖的，人们每天所吃的大米、面粉等许多食物中都含有大量的糖，对人们的作用较大。对于蔗糖食用时要加以控制，尤其是糖尿病人，食用后会引起血糖骤然升高。

吃多少糖才算不过量呢？营养学家建议，每天每公斤摄糖量应控制在0.5克左右。以奶为主食的婴儿，更应注意少吃糖，否则可能会导致营养不良。

> **温馨提示：**
> 食用糖类注意事项：
> 1.糖类摄入过多，会导致正餐的进食量减少，易造成其他营养素的摄取不足。
> 2.糖残留在口腔内，会引起虫牙、龋齿。
> 3.过量吃糖，会使体内维生素B_1缺乏，从而降低神经和肌肉的活力，导致摔倒易发生骨折。
> 4.糖在体内堆积过多，造成肥胖。

四、酒

酒是以食品为原料加工而成的，也是我们烹调饮食中常见、常用的食品之一。酒分为白酒、啤酒、黄酒、葡萄酒、果酒及药酒等许多品种。尤其是黄酒在烹饪中应用最多。黄酒是以糯米、粳米或黍米为原料酿制的一种酒精浓度较低的酿造酒，因酒液呈黄色而得名。

黄酒为我国特有的工艺酿造酒，主要产于浙江、福建、江苏、山东等地，以浙江绍兴黄酒最为著名。黄酒含有糖、糊精、氨基酸、高级醇等多种成分，其中主要的香气成分是酯类、醇类、酸类、酚类、羰基化合物。

在烹饪中即可用于原料加工时的腌渍和码味，又在菜肴烹制中起去腥膻、解油腻、增香味及携助入味等作用。还具有一定的杀菌消毒作用。

温馨提示：

喝酒应限量，做到一"少"一"长"，也就是喝的数量要少，喝的时间要长。否则，有许多不利情况：

1.饮酒易导致营养不良。

2.使血压增高、中风率增加、加重高脂血症、胆结石症等，引发心绞痛。

3.损伤肝脏。

4.影响男性性功能。

5.女性过量饮酒会使月经失常。

6.饮酒会使大脑过度兴奋，行为异常，甚至会中毒、死亡。

五、食醋

食醋，在古代被称为酢，苦酒和"食总管"，是一种经发酵而成的酸味液态调味品，在我国已有2 000多年的食用历史。醋有米醋、香醋、糖醋、白醋、酒醋、熏醋、柿醋、陈醋等，其中以米醋和陈醋最佳。

由于醋有甜味，可以调和五味，因此有利于人体对食物提供的营养物质进行充分的消化和吸收，所以醋具有很高的营养价值。

（1）专家指出，醋能促进胃肠道的蠕动，加快清理肠道内的人体废物。

（2）烹调菜肴时可增加菜肴的鲜、甜、香等味道。

（3）可有效软化血管、降低胆固醇，是高血压等心血管病人的一剂良方。

（4）食醋对皮肤、头发能起到很好的保护作用。

（5）食醋可促进血液中抗体增加，免疫作用增强。

温馨提示：

用醋时的注意事项：

1.不宜用铜器盛装食醋。

2.不宜加醋炖骨头。

3.炒青菜时不宜放醋。

4.正在服用某些药物的人不宜食醋。

六、酱油

酱油是在酱的基础上制造的调味品，酱油俗称豉油，主要以大豆、淀粉、小麦和食盐等经过制曲、发酵等程序酿制而成。

烹调酱油一般分为风味型和保健型两种。风味型如白酱油、麦香酱油、老酱油、生抽王酱油等；保健型酱油包括无盐酱油、铁强化酱油、加碘酱油等。

（1）烹调食品时加入一定量的酱油，可增加食物的香味，或可使其色泽更加好看，从而增进食欲。

（2）研究发现，酱油能产生一种天然的抗氧化成分，它有助于减少自由基对人体的损害。

（3）酱油的主要原料是大豆，它的营养价值很高。

温馨提示：

用酱油时的注意事项：

1.肾功能减退患者不宜食用酱油。

2.禁忌生食酱油。

七、味精（鸡精）

味精是采用微生物发酵的方法用粮食制成的现代调味品，它的主要成分是谷氨酸钠。鸡精是从鸡肉、鸡骨中萃取出来的。它们即能增加人们的食欲，又能提供一定营养的家常调味品。

（1）味精是人们日常管理科学中广泛食用的鲜味剂。同时，味精进入人体后，很快被分解为谷氨酸。谷氨酸在人体代谢中起着重要的作用。

（2）味精除对大脑发育有明显帮助外，对人体有一定滋补作用。味精还有解除氨中毒的作用。并对严重肝功能不全、肝炎等病症有一定疗效。

温馨提示：

用味精时的注意事项：

1.某些酸味菜肴不宜使用味精。如糖醋、醋熘、醋椒菜类等。

2.拌凉菜时使用味精应先用少量热水化开。

3.菜肴成熟后出锅前放入味精。

4.干炸菜肴不宜使用味精。

5.在含有碱性的原料中，不宜使用味精。

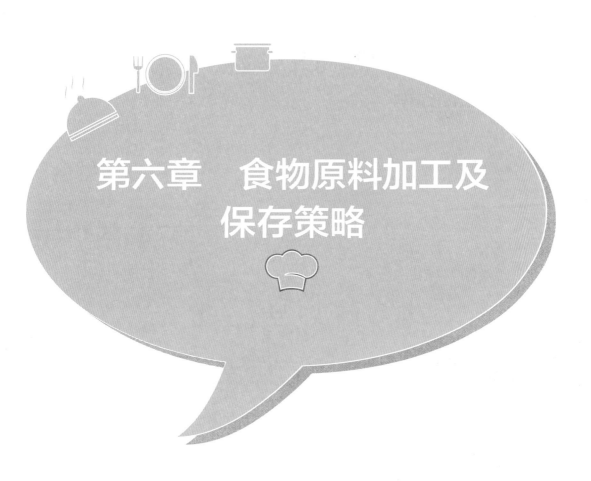

第六章　食物原料加工及保存策略

第一节 注意食物的初加工

原料加工是烹制菜点的基础工作，原料加工质量的好坏，对于菜点后续的加工产生影响。

一、植物性原料

在日常膳食中，新鲜蔬菜是人体维生素、矿物质及膳食纤维的重要来源。它是烹制各种菜点的重要原料，既能做主料，也可以做配料。既能进入高级筵席，做出高档菜点如"开水白菜"、"素海参"等，也能做散买小食，还可以完全用蔬菜制作出整桌筵席。

由于蔬菜的品种繁多，可食用的部分各不相同，有的食用叶子，有的食用种子，有的食用根茎，有的食用花蕾等等。因此，其初步加工的方法也不相同。下面就此分门别类地进行介绍。

（一）叶菜类的初步加工

1.加工方法

叶菜类是指以鲜嫩的菜叶或菜柄作为食用部位的蔬菜，常见的有大白菜、小白菜、青菜、菠菜、卷心菜、油菜、韭菜、生菜等。其加工方法有以下几种。

（1）摘剔、整理。

将蔬菜原料中的黄叶、老叶、枯叶、老帮、老根、污物、杂草、泥沙等不能食用的部分摘除、剔掉，并进行初步整理。

（2）洗涤。

将摘剔、整理好的蔬菜，用清水洗涤。用清水洗涤时应注意蔬菜品种的不同和季节、用途的不同，分别采用不同的洗涤方法。一般有下面几种。

① 冷水洗涤。此方法适用于对大多数蔬菜的洗涤。将摘剔、整理后的蔬菜在清水中浸泡、清洗，以除去泥沙等污物，再反复冲洗干净，放在清洁的容器中沥干水。

② 盐水洗涤。此方法适用于对秋冬季的蔬菜进行洗涤。此时的菜叶或叶柄表面带有虫卵，若只用冷水洗涤很难清除。具体方法是：将摘剔、整理后的蔬菜先放入浓度为2%的食盐溶液中浸泡约5分钟，然后用清水冲洗干净。用此方法洗涤时，应注意不宜在盐水中浸泡时间过长，否则会影响原料的质量。

（3）高锰酸钾溶液洗涤。

此方法主要用于生食凉拌的蔬菜。生食凉拌的原料因不再加热，更要注意卫生，以确保食用者的健康。这类蔬菜原料的洗涤方法是将摘剔、整理后的原料放入浓度为0.3%的高锰酸钾溶液中浸泡5分钟，然后用清水洗涤干净，放在清洁的盛器内，防止细菌、病毒或其他杂物的再次污染。

2.叶菜类原料初加工实例

（1）青菜的洗涤。

加工步骤：切根→摘剔→洗涤。

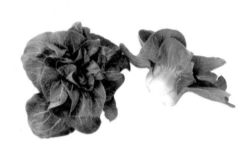

先切去青菜的老根，剥去老叶和黄叶，放入清水中掰开菜柄，洗净泥沙。如带有虫卵，则采用盐水洗涤。

（2）菠菜的洗涤。

加工步骤：摘剔→削刮→洗涤。

先摘剔菠菜中的老叶、黄叶，对于较大的菠菜，用小刀削刮或用剪刀剪除须根，留其主根，放入清水中掰开菜柄洗净泥沙，用清水冲洗干净。

（二）茎菜类原料的初步加工

1.加工方法

茎菜类原料是指以肥大的变态的茎部作为食用部位的蔬菜原料。如冬笋、春笋、茭白、莴笋、土豆、芋艿等。其具体加工方法如下：

（1）剥壳、去皮、整理。

将茎菜类原料外表的壳、皮去掉，然后切掉老茎，剔除不能食用部分，再进行适当的整理。

（2）洗涤。

将剥壳、去皮、整理后的茎菜类原料用清水洗涤干净，根据烹调要求，进行焯水或不焯水。焯水时，要用冷水下锅，慢火煮熟，然后用冷水浸漂备用。

2.茎菜类原料初加工实例

（1）莴笋的初加工。

加工步骤：去叶→削皮→洗涤。

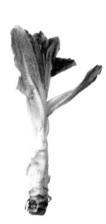

先剥去莴笋的叶子，切去莴笋的老根，从切口处开始削去老皮，最后洗涤干净后备用。莴笋叶子也应洗涤干净，另作他用。削去老皮时，要掌握好厚度，以"肉"不带皮、皮不带"肉"为准。

（2）笋类的初加工。

加工步骤：去壳→切去老根→修净根须、老皮→洗涤→初步熟处理。

笋类原料外壳较硬，用手剥壳较为困难，效率低。可先用刀在笋的外壳上从头至尾划一刀，深度为笋壳的厚度。然后，将刀根紧嵌在原料的根部，左手握住原料，用力向左面滚动旋转，即可一次性去除全部笋壳。再切去老根，修净根须、老皮及笋衣，用水冲洗干净，放入冷水锅中焯水处理后，捞出备用。在焯水时，对体形较大的笋可改小些，以使其成熟一致，也可缩短焯水时间。

（三）根菜类原料的初步加工

1.加工方法

根菜类原料是指以肥大的变态的根部为食用部位的蔬菜。如山药、萝卜、胡萝卜等。其加工方法如下。

（1）削皮、整理。

将根菜类原料根据烹调要求削去外皮，切掉老根。（有些根菜类原料比较鲜嫩，可不去皮，不切根）

（2）洗涤。

将整理后的根菜类原料用清水洗涤干净，视烹调的需要进行焯水或不焯水处理。

> **温馨提示**：一般根茎类原料大多含有一定量的鞣酸（单宁酸），去皮后容易氧化变色。因此，这类原料去皮后应立即浸入清水中，以防变色。

2.山药初步加工实例

加工步骤：刨去外皮→洗涤→浸泡。

山药外皮粗糙，味苦涩，初加工时应把外皮除去。其方法是：用刨刀直接刨去外皮，放入清水中洗涤干净后，浸泡在清水中，随用随取。

（四）瓜类原料的初步加工

1.加工方法

瓜类原料是以植物瓠果为食用部位的蔬菜。如黄瓜、丝瓜、冬瓜、南瓜等。其加工方法如下。

（1）去皮、去籽。

有些瓜类原料如冬瓜、南瓜的皮、籽硬而老，应将其除去。这些原料应先去掉外皮，然后切开，去掉中间的籽。

（2）洗涤。

将去皮、去籽的瓜类原料整理，用清水洗涤干净，不需去皮、去籽的原料可直接用清水洗涤，如黄瓜。

2.丝瓜初加工实例

加工步骤：去衣或去皮→洗涤。

丝瓜应食用较嫩的幼瓜，老的丝瓜内部老韧无法食用，所以选择时应注意。对外衣较嫩的丝瓜，可用小刀或竹片刮去表面绿衣；对外皮较老的丝瓜，则用小刀削皮或用刨刀刨皮，随后放入清水中洗涤。有些丝瓜去皮后易变色，应随用随加工，或初加工好后浸入清水中备用。

（五）茄果类原料的初加工

1.加工方法

茄果类原料是以植物果实作为食用部位的蔬菜原料。茄果类的品种不多，有西红柿、茄子、辣椒等。其具体加工方法如下。

（1）去皮、去蒂、去籽。

根据原料种类的不同，有的去皮，去蒂，有的只去蒂不去皮，有的去掉籽、瓤。

（2）洗涤。

将去皮、去蒂、去籽后的原料用清水洗涤干净备用。

2.西红柿初加工实例

加工步骤：洗涤→去蒂，或者洗涤→烫泡→去皮→去蒂。

按照使用的目的，根据菜肴不同的要求，西红柿加工一般有两种方法：一种是带皮食用，即先用清水洗涤干净，然后用刀对切开，再切去蒂；另一种是去皮食用，先用清水洗涤干净，然后用90℃左右的热水浸泡约10秒，撕去西红柿皮，对切开再切去蒂。

（六）豆类原料的初步加工

1.加工方法

豆类原料是指以豆科植物的荚果或籽粒为烹调原料的蔬菜。如四季豆、毛豆、豌豆、扁豆等。其具体加工方法因原料的种类及食用部分的不同而有所区别，主要有以下两种加工方法。

（1）以荚果为食用部分的，要掐去蒂和顶尖，撕去两边筋，洗净即可。

（2）以籽粒为食用部分的，需剥去荚壳，取籽粒洗涤干净，再根据烹调要求进行焯水处理。

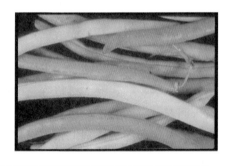

2.四季豆初步加工实例

加工步骤：去顶尖，撕去两边筋→掰成相应的长度→洗涤。

先将四季豆的顶尖掐去，撕去两边的筋，然后用手掰成所需要的长度，用清水洗涤干净备用。

> **温馨提示：**四季豆烹调应彻底成熟。多用烧、焖等长时间加热的烹调方法成菜，不宜凉拌。

（七）花菜类原料的初步加工

1.加工方法

花菜类原料是以植物的花部器官为食用部分的蔬菜，如黄花菜、花椰菜（菜花）、白菊菜、韭菜花等。其具体加工方法如下。

（1）初步整理：去蒂、花芯和茎叶，或将花瓣取下。

（2）洗涤：用清水漂洗干净，洗涤时要保持原料的完整。

2.韭菜花初步加工实例

加工步骤：摘剔→洗涤。

用手摘下韭菜花蕾，然后用清水冲洗干净，捞出沥干水分。有的还在此基础上再撒上少许盐，上下翻动拌匀，腌渍约5分钟，再用水冲洗干净即可。

（八）菌类

1.加工方法

菌类是以无毒菌类的子实体作为食用部位的蔬菜，如蘑菇、平菇、草菇、金针菇等。一般的加工步骤为：

（1）去根、杂物。

（2）洗净备用。

2.平菇初步加工实例

把平菇的根部生长点用刀切去，再撕成小块后用清水洗净，洗时要把表面的脏物洗净，但不能用手搓，以防把平菇搓碎。

二、动物性原料

（一）水产品的初步加工方法

水产品的初步加工方法大体上有宰杀、剪须脚、开壳、刮鳞、去鳃、剥皮、褪沙、泡烫、剖腹取内脏、洗涤等几个步骤。由于品种不同，其具体的加工方法也各有不同。

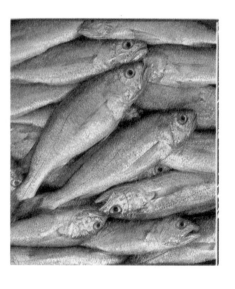

1.刮鳞

将鱼表面的鳞片刮净，主要用于加工骨片鳞类的鱼如鲤、草、鳜、鲫、鲢鱼等。鳞要逆刮，方法是将鱼头向左，尾向右，平放案上，用左手按住鱼头，右手持刀从尾部向头部刮上去，将鱼鳞刮净。刮鳞时要注意：

（1）不可弄破鱼皮，保持鱼体完整。

（2）鳞要刮净，尾部、近头部、背鳍部、腹边部狭窄处的鱼鳞要刮净。

（3）刮鳞时有的要将鱼鳍剪去如黄鱼。

（4）有的鱼鳞片不用刮去如鲥鱼、鲴鱼。

（5）有的鱼不能刮鳞，却应剥皮，如马面鱼（扒皮鱼）、比目鱼等，其表皮粗糙，颜色不美观，且不宜食用。

（6）鲨鱼要褪沙，先用热水烫，后用刀刮净沙粒，注意不要烫破鱼皮。

（7）甲鱼要宰杀，开壳；贝类要开壳取肉；虾要剪去须脚，剔除沙袋等；软体鱼要摘洗如鱿鱼等。

2.去鳃

用手或剪刀将鱼鳃除去。注意手的安全，以防划破手。

3.取出内脏

剖腹取内脏，大部分鱼用此法，即在肛门与胸鳍之间沿肚划一直刀，取出内脏。另外，口腔取和剖背取在家庭不常用。

4.洗涤

经刮鳞、去鳃、取内脏等工序后，用清水将原料内外的污物、血水、黑衣冲净。

实例：

1.鲫鱼的初步加工

操作过程：刮鳞→去鳃→剖腹取出内脏→洗涤。

操作步骤：左手按住鲫鱼的头，右手握刀从尾部向头部刮去鱼鳞，用剪子剪掉鱼鳃。然后用刀或剪刀从肛门至胸鳍将腹部剖开，挖出内脏，用水边冲边洗，并将鱼体内外洗净即可。

> **温馨提示**：鲤鱼、草鱼、鲢鱼等都用以上方法进行初加工，在去内脏时勿碰破苦胆，苦胆对人体有毒。

2.河鳗的初步加工

操作过程：宰杀→取出内脏→烫泡→洗涤。

操作步骤：左手中指关节用力钩牢河鳗，右手握刀在鱼的喉部先割一刀，再在肛门处横割一刀，放尽血。然后将方形竹筷从喉部刀口处插入腹腔，用力卷出内脏，再挖出鱼鳃，放入沸水中浸泡。待其身体表面黏液凝固后取出，用干抹布揩去黏液，用清水冲洗干净。

3.墨鱼的初步加工

操作过程：挤出墨液→去脊背骨→内脏→去黑皮→洗涤。

操作步骤：双手挤压墨鱼眼球，使墨液进出，拉下鱼头，抽出脊背骨，同时将背部撕开，挖出内脏，揭去墨鱼表面的黑皮洗净。

4.对虾的初步加工

操作过程：去须脚→去沙袋、虾肠→洗涤。

操作步骤：用剪刀去须、脚，再在虾头壳处横剪一刀，挑出沙袋，然后在虾背中抽去背筋，剔去泥肠，放在水中漂洗净即可。

> **温馨提示**：初步加工过的虾不可冲洗，防止虾脑流出、虾头脱落。

5.蛤蜊的初步加工

操作过程：刷洗→水养→洗涤。

操作步骤：将蛤蜊放入清水盆内，用细毛刷刷洗净泥土，冲洗干净后静置于淡盐水（每4千克清水放5克盐）中，使其吐出泥沙，最后用水冲洗干净即可。水养时，水不宜过多（水料比为1∶1），以防水下缺氧造成蛤蜊死亡。

（二）家禽、家畜内脏及四肢的初步加工

1.家禽初步加工的方法

家禽的品种有鸡、鸭、鹅等。一般的加工方法步骤为宰杀、煺毛、开膛和洗涤。

（1）宰杀。

鸡、鸭、鹅都采用割断血管、气管的方法宰杀，用左手虎口将鸡翅根捏住，小指勾住鸡右腿，把鸡颈拧转，拇指食指捏住颈骨后面的皮，右手在第一颈骨处下刀，割断气管、血管。宰杀后，右手握住鸡头将血放尽。鸭、鹅个大体重，宜用绳套吊起，然后宰杀。

（2）煺毛。

在家禽完全死亡而体温尚未完全冷却时进行，过早过迟都不易煺毛。泡烫所用的水温根据家禽的老嫩和季节的变化而定，一般情况下，鸡用80~90 ℃的热水，先烫脚、头，再烫全身；鸭、鹅用60~80 ℃的热水，整只泡入搅拌，以尽快煺尽羽毛，而又不破损禽皮为原则。

（3）开膛和洗涤。

家庭使用的开膛方法一般是腹开。先在家禽颈与脊椎之间开一刀，取出嗉囊和食管，再在肛门与肚皮之间开一条6~7厘米长的刀口，伸手入腹，用手指撕开内脏与禽身粘连的膜，轻轻拉出内脏，洗净腹腔内的血污，并将其体内外冲洗干净。

> **温馨提示：**去内脏时注意不要碰破苦胆。

2.家禽内脏及四肢的初步加工方法

（1）头：冲洗除去口腔中的沙粒、污物及血污，揪去残留的食管，用清水洗净。

（2）脖颈：揪去残留的食管，用酒精灯烤去细小羽毛，洗净。

（3）翅膀：分割开翅膀中部和翅尖部，未分割前用酒精灯烤去翅膀上的细毛，洗净备用。

（4）腿部：用酒精灯烤去细毛，洗净备用。

（5）脚、爪（掌）：用开水烫去爪掌皮，剁去脚爪趾，如果脚掌有腐肉应片去。

3.家畜内脏及四肢初步加工方法

（1）心：心肌里面的动脉、静脉血管里存在瘀血，初步加工时，把心肌剖开，冲洗干净即可。

（2）肺：肺泡里主要有血水，初加工时把肺管套在水龙头上注满水，再用手挤压肺部，如此反复几次即可除去血水。

（3）肝：主要除去苦胆，冲洗干净即可。

（4）肚、肠：把肚子、肠子翻转过来，撕去肥油，再用盐、醋搓洗，以去除黏液和异味。

（5）腰：先去掉外层的筋膜，再从中间片开，除去腰臊。

（6）头：主要是刮净脸部的毛。

（7）尾：去毛。

（8）爪：刮净余毛，洗净污物。

（9）舌：先用热水烫硬表面，再用刀刮去表皮的舌苔。

三、干货原料

干货原料在家庭制作菜点时也是一类常用的原料。由于它含有的水分少，质地呈老、韧、干、硬的特点，所以使用前要经过涨发的过程，才能符合使用要求。

干料涨发的方法有水发、油发、碱发、火发等。在家庭多用水发的方法。

水发干料实例：

（1）木耳：将木耳中的杂物拣净后，放入盆内，用冷水或温水浸泡数小时。待发透后，随即摘去根蒂，将大块撕成均匀的小片，漂去杂质，换上清水浸泡备用。发好的木耳表面光滑无皱褶，用手捏试，其有良好的弹性和韧性。

（2）冬菇：用冷水或温水浸泡，使其涨发回软。当涨发至内无硬茬时捞出，用剪刀去根部，洗净杂质，漂入清水中备用。发好的冬菇色泽红润，表面光滑明亮，用手捏无硬茬，并略有弹性。

（3）海带：根据需要用剪刀将海带截成段。去掉根柄部，用温水洗去附在海带表面上的一层白膜。另换清水，将海带放入水中浸泡约4小时，取出洗去泥沙与黏液，再换水浸泡1~2天。发好的海带用手卷折具有弹性，刀切带有一定脆性和韧性。

（4）黄花菜：先摘除老蒂，用冷水或温水浸软，用手挤出里面的黄水，反复几次，水变清后再捞出一根根理顺，再改刀切成段。

（5）海蜇：先用冷水搓洗，去掉沙粒，撕去血筋，改切成小块，用70℃左右的热水烫一下。再经反复多次清洗干净，用凉开水浸泡一定时间，达到脆嫩时取出，即可凉拌食用。

（6）海参：春、夏、秋季可将海参泡12小时，捞出换水洗一遍，再泡12小时，（冬天每隔6小时换一次开水）。将泡过的海参取出破腹，摘除腹膜和韧带，再用水洗净。然后，用慢火煮一定时间，端离火口，焖数小时，再换水煮几分钟后继续焖。这样反复进行，直至发透为止。发好的海参，手捏感觉有弹性，表面无破碎。在家庭一般用保温瓶或保温饭盒发制。一直保持水温70℃左右，泡回软后取出破腹去内脏，再用热水焖泡，一般两天就可以发好。

第二节 注意食物的烹制方法

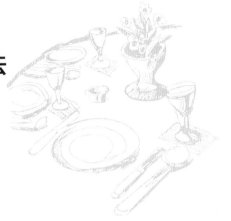

一、烹调中的营养素保护

（一）稻米和麦粉在烹调中的营养保护

1.稻米和麦粉在烹调中的营养保护

稻米烹调，从米的淘洗到调制成饭或粥，有一个理化改变过程，在此期间由于淘洗、高温和不适当的加碱等，均可使水溶性维生素、蛋白质和矿物质流失和破坏。

（1）稻米淘洗。

稻米淘洗是烹制米饭的重要工序，也是保持维生素B₁和水溶性蛋白质的重要手段。一般来讲，新鲜大米可采取轻搓淘洗，除泥沙即可，不要用力多次搓洗，否则水溶性维生素损失严重，但对较陈的库存大米，可多次搓洗，目的是清除长期库存中表面污染的霉菌素和熏杀剂残留量。对有霉变迹象的稻米更应多次反复搓洗，洗至水清为止，这样做蛋白质和维生素B₁有一定损失，但可清除大部分黄曲霉毒素，如再用高压锅蒸米饭，除毒率可提高到90%。

（2）煮粥加碱。

煮粥加碱是为了增加稀饭黏稠度，这样做使得粥中维生素大量破坏，降低了粥的营养价值，故煮粥时不要加碱。如果加入不易煮烂的食品如豆类，可将豆和适量的碱先放入水中煮，待豆八成熟后，再加入稻米同煮，这样可减少稻米中维生素的损失。

2.麦粉在烹调中的营养保护

麦粉烹调方法式样繁多，如蒸馒头、煮面条、烙饼、炸油条等。无论哪种方法，蛋白质、矿物质都损失较少，但B族维生素损失较大。损失原因主要是麦粉直接与高温接触的面积较大，及制作时加入碱量过多。下面介绍几种保护营养的面食制作方法。

（1）制作馒头。

以麦粉为原料，在酵母菌的作用下而发酵，此时的面团称为"发酵面"。由于酵母菌的生长繁殖，产生大量有机酸，为了中和酸必须加入适量食碱，蒸熟的馒头才鲜、嫩、软、甜、香。如果碱量过多，不但维生素破坏较大，而且色泽和口感也差。经实验，每0.5千克发酵面加入3.7~4.3克碱中和，酸度在pH6.2~6.6之间，蒸出的馒头维生素保存率平均为80%，味鲜质好，易于消化。

（2）煮面条。

煮面条是将压制好的面条放入沸水中煮熟。在制作过程中由于高温和水的作用，可有

2%~5%的蛋白质、29%~49%的B族维生素损失。这些物质大都流失在汤内，如将面汤抛弃，营养素损失就大，因而吃汤面条营养素保存率较高。

（二）蔬菜在烹调中的营养保护

蔬菜含有大量水分，其水分中又含有丰富的维生素、碱性矿物质和味觉物质，若切洗不当或烹调时高温的作用，易使水溶性维生素流失和破坏，尤以维生素C流失最为严重。因此，菜肴制作中保护维生素极为重要。

1.蔬菜洗切

蔬菜生长期间要进行施肥、杀虫、易受农药和寄生虫卵的污染，在洗前先将整棵菜浸泡在清水中1~2小时，以减少农药残留量，然后可逐叶洗净切小；一般情况下蔬菜应先洗后切。如果切后再洗的菜，要做到随炒随切，不要在水中浸泡时间过长，可减少营养素的流失。

2.烹调方法

（1）蔬菜必须采用大火急炒，这样做维生素保存率较高，一般要求用小锅小炒为宜。

（2）在烹制蔬菜过程中加入少量醋，对钙、磷的吸收和水溶性维生素的保存均有好处。

（3）在蔬菜烹制过程中，如果加入少量食用碱，会使大量水溶性维生素破坏，因此要尽量避免。

（4）煮菜汤时可加入少量淀粉、肉粉、大豆粉等，这样对维生素C有保护作用，可提高汤汁的营养价值。

3.烹调后放置时间

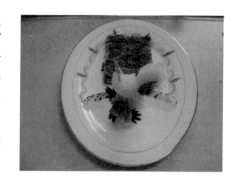

蔬菜烹熟后应立即食用，这样不但能保持新鲜蔬菜的鲜美味，还能保存较多的维生素。若炒熟后不立即吃，不但会影响菜肴的色、香、味，还会因高温长时间作用使维生素加速破坏，从而降低了菜的品质。一般来讲，放置的时间越长维生素损失率越高。另外，苍蝇、灰尘等污染也会降低菜肴的卫生标准。尤其是隔夜的白菜不能吃，易引起亚硝酸盐中毒。

（三）动物食品烹调中营养保护

1.烹调方法

动物性食品烹调的方法很多，如烹、炸、烧、炒、焖和煮等，在限定的烹调温度中对蛋白质、脂肪和矿物质的损失甚微，但对维生素有一定破坏，其主要原因是高温。

2.挂糊上浆

挂糊上浆是将经过刀工处理的原料表面裹上一层黏性的糊浆，使制成的菜肴达到酥脆滑嫩或松软的一项技术。挂糊上浆是制作动物性菜肴不可缺少的工序，主要目的是保护维生素、水分，并使蛋白质在高温作用下不过分凝固和分解。挂糊的食物在高温作用下可使食物的表面形成一层外膜，使食物不直接与热油接触，食物中水分、营养物质和味觉物质得以保护，可保持菜肴的鲜嫩，易于消化。

3.油温

油温是菜肴烹制的关键，油温的高低对肉菜营养素影响很大。根据实验证明，油温在150~200℃时炸或炒的食品营养保存率较高，油温达到350~360℃以上时，脂肪的聚合反应和分解作用加强，使蛋白质发生焦化反应，生成具有强烈作用的致癌物。

4.加硝酸盐

硝酸盐或亚硝酸盐是肉食品的着色剂，使肉烹制后呈现红色。但硝酸盐是一种危害人体健康的无机化合物质，当进入人体后可使正常人体血红蛋白中含二价铁离子氧化成三价高铁离子，使红血细胞失去携带氧的能力，从而产生青紫症。在制作肉食时应尽量不用或少用发色剂，如确需使用，必须按国家规定的使用量。

5.烹调用具

调制菜肴的最佳用具是铁锅，它可以保证菜肴的质量，还可以为人们补充铁质，利于人体避免缺铁性贫血。

二、不合理的烹调方法

（1）炸：由于温度高，对各种营养成分都有不同程度的破坏。尤其是面粉在120℃时就会产生致癌物丙烯酰胺。

（2）烤：不但使维生素A、维生素B、维生素C受到相当大的破坏，而且也损失了部分脂肪。

（3）熏：会使维生素受到破坏，特别是维生素C受破坏更大。同时，烟雾中的许多有毒成分也会污染食物。

第三节 注意食物的保存方法

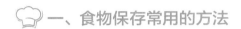

🍳 一、食物保存常用的方法

（一）植物性原料的贮存

1.粮食的贮存

粮食类原料均属于植物的繁殖组织器官。由于其个体的繁殖需要，贮存大量营养物质的化学稳定性较强，加之收获后的脱水干燥，提高了这类原料的贮存性能。在烹饪使用过程中，对此类原料的贮存，主要以低温、干燥、通风为主要措施。避免真菌在潮湿、高温条件下带来霉变、发酵等质变。

2.蔬菜和水果的贮存

蔬果类的原料含水量较大，较粮食籽粒难贮存得多。贮存这类原料的基本方法是创造适宜的外界环境，以保持它们正常而最低的呼吸作用。一般来讲，降低贮存温度，可使蔬菜的蒸腾量下降，呼吸作用降低。

在烹调应用过程中，用塑料包装以控制原料的呼吸强度和水分蒸发，是切实可行的简易方法。

（二）动物性原料的贮存

1.畜禽肉的贮存

在烹调应用过程中，可根据畜禽肉所处的不同阶段以及环境温度及利用时间，采取灵活的方式。如一般室温下，处于尸僵阶段的畜肉在半天到一天内使用的，则可不采取措施，让其有充分的成熟时间，则风味更好。

对于这类原料的贮存，低温或冷冻用得较多，除此之外用酸渍也是一种方法。

2.鲜蛋的贮存

禽蛋的贮存一般是根据禽蛋的特殊结构，采取相应的贮存措施。对此类原料采取的措施，主要是降低蛋内的呼吸，或堵住气孔减少水分蒸发，减低微生物的污染程度，从而达到一定时期的保鲜效果。

低温贮存是较普遍的方法，民间也有用石灰水浸泡鲜蛋，或把鲜蛋放在粮食中埋藏等方法，也都是行之有效的。

3.水产动物原料的贮存

水产品的贮存，除了利用加工的手段外，主要是冷冻贮存，以抑制水产品体内进行的生物化学变化和微生物的繁殖。

> **温馨提示：**对于鱼类应去鳃、去内脏后再冷冻贮藏。

4.加工性原料的贮存

烹饪原料的加工贮存，除了在风味上有很大的变化外，也很大程度地提高了原料贮存性。对此类原料的贮存，原则上是控制微生物的再污染和脂肪的氧化酸败，防止受潮和防止鼠害。

二、食物的保管禁忌

1.大葱忌动不忌冻

大葱是北方家庭的一种重要调味蔬菜。它是烹调菜肴的小料头，同时还是一种常用的辅料，人们爱吃大葱蘸黄酱、煎饼卷大葱、大葱爆羊肉、大葱肉饼等。在长期的生活中，人们总结出了一条大葱过冬的保管经验，那就是大葱不怕冻，就怕动。大葱有很强的耐寒性，只要毛细管不受到损伤，在温度升高后会重新生长，否则就很容易腐烂。

2.茄子存放忌雨淋

因为在茄子表面有一层蜡质可以保护茄子，但是只要茄子着了水或者磕破损伤，茄子肉体抵抗力下降，微生物就乘机入侵，引起茄子腐烂变质。

3.保管土豆最忌晒

土豆是我国居民常食用的一种蔬菜，在家里保存土豆千万不要晒，这是因为阳光照射到土豆表面，会使土豆的叶绿素增加，有毒物质龙葵素也增加，人食用这种土豆容易造成中毒事故。所以购买时也不要购买青皮的土豆。

4.甲鱼切忌蚊子叮

甲鱼在存放时一般都是活养，因为甲鱼富含组氨酸，易分解生成组胺引起人中毒。蚊子爱叮咬甲鱼的鼻子，使甲鱼鼻子肿胀，窒息而死。所以在保存甲鱼时，最好放在湿麻袋里。

5.鳝鱼最忌冷水浇

鳝鱼含蛋白质丰富、易变质，活鳝鱼怕冷，因此水不能过冷，假如用自来水直接往上浇，鳝鱼就会立即死亡。

6.保存鲜蛋忌横放

鸡蛋码在容器里，一定要大头向上，直立堆码。

7.冷藏蛋出库忌久放

冷藏蛋出库后很容易腐坏，这是因为冷藏蛋出库后表面极易蒙上一层细小的水珠，且这层细小的水珠极易进入蛋内，使蛋白水分增多并降低对微生物的抵抗能力，从而发生鲜蛋腐坏现象。

8.松花蛋不宜冷冻

松花蛋是由碱性物质浸泡而成的，蛋的内容物凝成胶体，含水分在70%左右。冷冻之后，水分逐渐结冰，若将松花蛋拿出来吃时，冰逐渐融化，其胶体状态就变成蜂窝状了，降低了食用效果。在保管时应放在塑料袋内密封保存。

9.油脂保管六忌

（1）保存时不避光，阳光直射。

（2）与空气接触，造成氧化分解。

（3）油中有水，加速油脂酸败。

（4）新油、陈油混合存放。

（5）油内存在食物残渣。

（6）忌用铜、铁器、塑料桶长时间盛放。

10.保存大米忌暴晒

大米经暴晒米粒易出现裂纹，形成暴腰米，影响口味和风味。另外，经过暴晒后大米的吸湿能力更强，更不易保管。

11.方便面不宜久放

方便面含有较多的油脂，时间一长，方便面仍易氧化变质，不仅会产生一种难闻的哈喇味，而且会产生一种叫过氧脂质的物质。如长期服用就会使人未老先衰。

12.食品忌用报纸包

（1）废旧书报经过多道人手互相传递，很易被细菌污染。

（2）书刊报纸是油墨印的，含有毒物质。

13.白糖不宜存放太久

白糖存放时间长会使色泽变黄，还会变质，易生成螨虫，影响人体健康。

14.冰箱中的食品忌长期保存

电冰箱内温度较低，能延长食品的贮存时间，但冰箱内仍有致病菌在活动。时间长了食品仍会腐烂变质。

15.不宜存放在冰箱里的食物

（1）鲜荔枝在0 ℃以下的温度中放一天，其表皮就会变黑或者果肉变味。

（2）香蕉若在12 ℃以下的环境中贮存，会使香蕉发黑腐烂。

（3）黄瓜：在0 ℃的冰箱内放3天，黄瓜表皮会呈现水浸状；用刀切开时，断面会有胶状透明液流出，从而失去黄瓜特有的风味。

（4）西红柿：冷冻后的西红柿，局部或全部果实呈水浸状软烂或蒂部开裂，表面有褐色圆斑，极易腐烂。

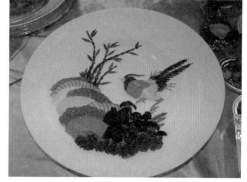

（5）火腿：若在冰箱中贮存，其中的水分极易结冰，从而促进了火腿内脂肪的氧化作用，火腿质量就会明显下降，使保存期限大大缩短。

第七章　营养餐配制策略

第一节 营养餐配制

一、什么是营养配餐

营养配餐就是按照人体对营养素的需要，根据食品中各种营养物质的含量，设计出一天、一周或一个月的食谱，使人体摄入的蛋白质、脂肪、碳水化合物、维生素和矿物质等几大营养素比例合理，达到均衡膳食的目的。简单地讲，就是要求膳食结构多种多样，原料品种齐全。

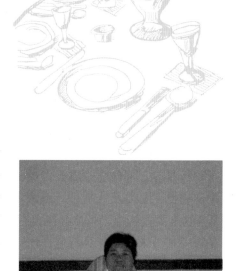

完善合理的营养可以保证我们和家人身体正常的生理功能，促进身体的生长发育，提高人体自身的抵抗力和免疫力，还可以预防和治疗某些疾病。

合理营养，就是说膳食可以提供给我们和家人所需要的全部营养素，而且不会发生营养缺乏或过剩的情况。营养配餐是实现平衡膳食的一种措施，我们可以根据家人的身体状况进行营养配餐。同时，进行营养配餐也并不是餐餐都吃一些富含营养但又不常见的食物，我们可以根据自身对各种营养素的需要，结合居住地方的食物品种、食物的生产季节、自己家庭的经济条件和自身烹调的水平，合理选择各类食物达到平衡膳食的目的。

二、编制营养配餐的三大原则

（一）保证营养平衡

调配膳食，首先要保证膳食平衡，要给家人提供符合《中国居民膳食营养素参考摄入量》的标准。

膳食中提供能量的食物比例适当，动物性食物与植物性食物的量配比正常，即不宜完全提倡素食，也不宜以动物性食物为主，否则易造成营养过剩。总之，就是要坚持"五谷为养、五畜为益、五果为助、五菜为充"的中华民族传统的膳食结构，而且还要牢记"食不可无绿，可一日无肉，不可一日无豆""青菜豆腐保平安"的古训。

（二）注意饭菜的适口性

饭菜的适口性也是给家人调配膳食的重要原则。因为人们对食物的直接感受是适口性，只有吃进肚子里才能体现出营养效能，所以我们首先要引起家人的食欲，让他们喜欢吃有营养的饭菜，并且能吃进足够的量，才有可能发挥预期的营养效能，特别是家里有刚刚学会自己吃饭的幼儿和小学生，更要色香俱全才会引起他们吃饭的兴趣，不然就可能使他们养成偏食的习惯。

（三）强调食物的多样化

食物的多样化是实现合理营养的前提和饭菜适口的基础。我们在为家人调配膳食的过程中，需要多品种地选用食物，种属相差的远些，并进行合理的搭配，这样才能体现食物多样化的原则。

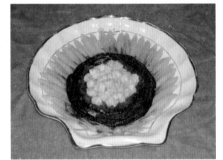

营养学上将食物分成五大类，包括粮食类、动物性食物类、豆类及其制品、蔬菜水果类和纯能量食物类。这五类食物中，每类都包含有若干种不同的食物，在营养和口味上又各具特色，所以必须广泛选用。其中粮食类、肉类、蔬菜类和水果类食物是每日膳食必不可少的。

第二节　营养餐配制策略

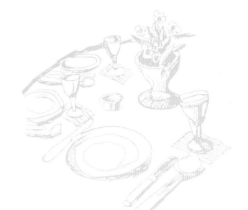

一、家庭营养餐配制策略

平常我们常会听到人们抱怨饮食太单调，怎样解决这个问题呢？设计食谱即可。家庭食谱的设计必须从实际出发，一家人上有老、下有小，两头都要照顾好，夫妻上班、儿童上学、老人操持家务，日常的膳食要易采购、易制作、省工省时，又需要满足全家人的营养需求。在每天的膳食中都要包括下列5大类食物。

果蔬菜——包括富含维生素C的柑橘类水果、西红柿和辣椒以及深绿或黄色的蔬菜和其他水果。一个正常成年人（以轻体力劳动计量）每天至少需500克。这一类食物主要提供维生素A和维生素C、膳食纤维以及其他多种维生素和矿物质。

谷类及其制品——这一类食物属主食，是能量的主要来源。摄入量根据具体能量消耗的多少而定，一般而言每天约500克。这一组食物也含有较多膳食纤维、硫胺素、烟酸、蛋白质和铁。

蛋类、鱼、禽、畜肉及豆类——这组食物提供构建机体的蛋白质，也是铁、烟酸、硫胺素和维生素B_2的良好来源。每天约125克。

奶类食品——蛋白质和矿物质含量高。其他的还有维生素B_2、硫胺素和维生素A、维生素D。每天一杯（约250克），最好是低脂。

脂肪和油——系高浓度能量来源食物，含维生素A和维生素D，每人每天一匙。

根据这5类食品的特点和人体需要变换安排，就可得到千变万化的食谱。

设计食谱还应考虑到视觉效果，因为我们都是先看后吃，食物的颜色、外形、摆放和质地等因素都会影响我们的食欲。

一般设计的过程是先设计一周的食谱，再设计出一个月的食谱。

在实际操作中，应注意以下几点：

（1）明白多样化的重要性，如口味、色泽、外形、质地、调料和配菜都应时常变换花样。

（2）记住家庭成员的个人喜好，对于老年人饮食应注重清淡，软嫩。

（3）考虑季节因素，冬季多热汤菜，夏季多凉拌菜。

（4）避免食物量太大，特别是高脂和高能量食品。

几组食谱实例见表7–1、表7–2、表7–3。

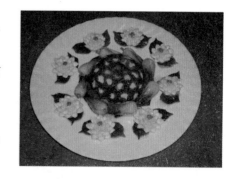

1.中年人一日食谱举例

表7-1 中年人一日食谱举例（全日烹调用油20克）

餐次	食物名称	用 量
早餐	小米粥 花卷 茶鸡蛋	小米50克 面粉50克 1个
午餐	米饭 炒肉末豌豆 肉丝炒芹菜 虾皮紫菜黄瓜汤	大米150克 肥瘦猪肉30克、豌豆100克 瘦猪肉20克、芹菜150克 黄瓜50克、紫菜3克、虾皮8克
晚餐	馒头 葱爆羊肉 素拌菠菜 丝瓜汤	面粉150克 瘦羊肉50克、大葱25克 菠菜150克、麻酱10克 丝瓜20克、面筋20克

2.60岁老年人一日食谱举例

表7-2 60岁老年人一日食谱举例

餐次	食物名称	用 量
早餐	馒头、牛奶、鸡蛋	面粉40克、牛奶250克、鸡蛋1个
午餐	烙春饼、炒合菜、 红豆小米粥	面粉70克、猪肉25克、绿豆芽100克、菠菜100克、韭菜20克、粉条20克、小米35克、红豆15克
晚餐	米饭、香菇烧小白菜、炒胡萝 丝、菠菜紫菜汤	粳米150克、小白菜200克、香菇10克、肥瘦猪肉10克、胡萝卜50克、冬笋50克、菠菜50克、紫菜10克

注：全日烹调用油20克。引自配餐顾问

3.妊娠初期一日食谱举例 （1~3个月）

表7-3 妊娠初期一日食谱举例

餐次	食物名称	用 量
早餐	馒头、猪骨粥	面粉100克、大米25克、猪骨50克
午餐	清蒸鲫鱼、荷兰豆炒腰花、米饭	鲫鱼50克、荷兰豆150克、猪腰40克、大米100克
午点	柑橘	柑橘100克
晚餐	牛肉炒菜心、枸杞咸蛋汤、米饭	菜心100克、牛肉30克、枸杞叶150克、咸鸭蛋84克、大米100克
晚点	牛奶	牛奶250 ml

注：全日烹调用油25克。引自配餐顾问

二、工作餐的配制策略

工作餐的配制由于行业不一样，工种不一样，人体对营养素的需求也有区别。

1.脑力劳动者的食谱

脑力劳动者的营养，首先要多选富含不饱和脂肪酸、具有健脑功能的食物，如坚果类（松子、葵花籽、芝麻、花生仁等）、种子类（南瓜子、西瓜子、杏仁等）、鱼类、虾类以及牡蛎等水产品；需要多补充一些优质蛋白质，可多选择鸭、兔、鹌鹑、鱼、牛肉、大豆及其制品；并且要多吃以单糖类为主的碳水化合物，多选择玉米、小米、干枣、桂圆、蜂蜜等食物；注意补充B族维生素，多选择香菇、鲜鱼、核桃、芝麻等。但是因为脑力劳动者比体力劳动者活动量少，能量消耗少，所以也要控制能量的供给量。脑力劳动者一周食谱见表7-4。

表7-4　脑力劳动者一周食谱

时间	早餐	午餐	晚餐
星期一	牛奶、茶蛋、面包、芝麻、豆芽拌海带	米饭、肉片烩鲜蘑、松仁玉米、海米冬瓜汤	米饭、煮玉米、二米粥、清炖排骨白萝卜、炒小白菜粉丝
星期二	牛奶、咸鸭蛋、金银卷、柿椒拌豆腐丝	米饭、清蒸武昌鱼、素三丁、虾皮紫菜青菜汤	米饭、烙酸奶饼、玉米面粥、肉片扁豆香菇、芝麻菠菜
星期三	豆浆、煮鸡蛋、麻酱花卷、蒜蓉茄泥	米饭、扒翅根、酸辣白菜、鸡蛋玉米羹	烙饼、绿豆粥、麻婆豆腐、烧栗子冬瓜
星期四	牛奶、卤鸡蛋、油饼、蒜蓉豇豆	米饭、清蒸牛肉、西红柿土豆、蒜蓉苦瓜、虾皮小白菜汤	馒头、绿豆粥、麻婆豆腐、烧栗子冬瓜
星期五	牛奶、五香蛋、芝麻烧饼、蒜蓉黄瓜、豆腐丝	米饭、肉片炒香干辣椒、醋熘土豆丝、菠菜汤	米饭、蒸红薯、红豆粥、清炒虾仁黄瓜、素焖扁豆
星期六	牛奶、茶蛋、豆沙包、炝青笋条	米饭、红烧带鱼、香菇油菜、虾皮萝卜丝汤	馒头、八宝粥、肉丝冬笋、木耳、蒜蓉西兰花
星期日	牛奶、咸鸡蛋、馒头、香干炒芹菜	米饭冬瓜余鸡丸、粉丝香菜、蒜蓉生菜、西红柿鸡汤	米饭、芝麻火烧、绿豆粥、鱼香肉丝、烩玉米笋黄瓜

2.高温环境下作业人员的食谱

高温作业可分为：高温、强热辐射作业如炼钢、炼铁等；高温、高湿作业如纺织、印染、造纸等；夏季露天作业如建筑、部队等。

家里有高温工作者时，应该注意，高温作业最容易出汗，而大量出汗，矿物质会丢失很多，所以要补充大量含有随汗液流失的矿物质的食物。在正常人膳食的基础上，每天需要增加钾、钠、钙和磷以及微量元素铁和锌的供给，比如说提供盐分略高的汤类等。要增加维生素的供给量，包括维生素C、B族维生素以及维生素A等。要合理安排进餐时间，三餐分别安排在起床后，下班后的1~2小时，以及上班前的1个多小时。

　　因为高温会影响食欲，所以，给高温环境中工作的人准备膳食，要注意让他们有食欲，在花样上多变化，并适量选用能引起食欲的调味品，凉拌菜适当增加。要有选择地增加动物性食品、奶及奶制品、豆及豆制品、深颜色蔬菜，海产品如海带、海蜇、虾皮、紫菜等。高温环境下作业人员一周食谱见表7-5。

表7-5　高温环境下作业人员一周食谱

时间	早餐	午餐	晚餐
星期一	豆沙包、二米粥、咸鸡蛋、花生仁炝西芹、咸菜	米饭、馒头、红烧排骨、海带、小白菜粉丝、双耳南瓜汤	米饭、窝头、二米粥、木须肉、烧土豆、咸菜
星期二	金银卷、牛奶、卤蛋、麻酱黄瓜条、咸菜	米饭、馒头、红烧肉炖腐竹、素炒三丁、紫菜蛋花汤	馒头、烙饼、玉米面粥、肉片扁豆、醋烹豆芽、咸菜
星期三	馒头、豆浆、煮鸡蛋、花生米、酱豆腐	米饭、馒头、红烩牛肉土豆、胡萝卜素什锦、西红柿蛋汤	米饭、烧饼、紫米粥、麻婆豆腐、肉丝芹菜、咸菜
星期四	油饼、豆腐脑、五香蛋、蒜蓉豇豆、咸菜	米饭、馒头、扒鸡腿、西红柿炒圆白菜、肉丝榨菜汤	米饭、葱花卷、绿豆粥、鱼香肉丝、素炒西葫芦、咸菜
星期五	花卷、牛奶、咸鸭蛋、炝青笋、咸菜	米饭、馒头、红烧带鱼、香菇油菜、海米冬瓜汤	米饭、发糕、玉米渣粥、酱爆鸡丁、醋熘白菜、咸菜
星期六	芝麻烧饼、二米粥、卤蛋、椒油土豆丝、小酱菜	米饭、馒头、红烧丸子、蒜蓉青菜、酸辣汤	米饭、葱油饼、八宝粥、家常豆腐、素炒茄片柿椒、咸菜
星期天	面包、牛奶、茶蛋炝三丝、咸菜	米饭、馒头、元宝肉清炒油麦菜、虾皮紫菜汤	米饭、紫米芸豆粥、肉片鲜蘑、地三鲜、咸菜

引自配餐顾问

3.低温环境下作业人员的食谱

　　低温作业人员包括长期在常年气温为10 ℃以下的环境中生活、工作（如极地、高寒地区），或长期在局部低温环境中工作（如制冷业、冷库等）的人员。

　　家里有这种工作的人，在给他们配餐时，首先要保证食物能提供充足的能量，低温工作的人每天的能量供给量应该在4 000 kcal以上，应远远高出正常工作环境中的人。其中，产能营养素的合理来源为碳水化合物48%~50%，脂肪35%~37%，蛋白质14%~15%。合理地增加脂肪的供应量可以更好地防寒，但是也要注意动物性脂肪不能太多。蛋白质的供给量也要充足，一般是常温下相同劳动强度等级人员的13%~15%。在低温环境下，我们人体的抵抗力低，应激能力比较差，所以还需要适当补充维生素A。低温环境下作业人员一周食谱见表7-6。

表7-6　低温环境下作业人员一周食谱

时间	早餐	午餐	晚餐
星期一	大米、红小豆粥、煎鸡蛋、烧饼、花生仁炝西芹、小酱菜	米饭、馒头、香菇炖鸡块、清炒茼蒿、海米豆腐羹	猪肉扁豆馅包子、大米粥、拌金针菇、黄瓜

时间	早餐	午餐	晚餐
星期二	牛奶、茶鸡蛋、花卷、麻酱黄瓜、咸菜	米饭、馒头、咖喱牛肉土豆、胡萝卜、韭菜、豆芽、紫菜蛋花汤	米饭、大饼、玉米面粥、猪肉焖海带、素炒圆白菜
星期三	豆腐脑、煮鸡蛋、油饼、豆芽香菜拌海带、咸菜	米饭、馒头、梅菜扣肉、小白菜粉丝、酸辣汤	米饭、发糕、绿豆粥、糖醋里脊、尖椒土豆丝
星期四	牛奶、香肠、莲蓉包、炸花生米、圣女果	米饭、馒头、红烧带鱼、清炒佛手瓜、榨菜肉丝汤	米饭、葱油饼、二米粥、木须肉、酸辣白菜
星期五	豆浆、卤鸡蛋、油条、椒油土豆丝、五香花生米	米饭、馒头、红烧栗子肉、蒜蓉木耳菜、虾皮紫菜汤	羊肉饺子、糖醋心里美萝卜
星期六	牛奶、五香蛋、果酱面包、黄瓜豆腐丝	米饭、馒头、黄豆烧猪蹄、素什锦、粉丝菠菜	米饭、炸麻团、紫米粥、肉片焖豆角、蒜蓉苋菜
星期日	牛奶、咸鸭蛋、馒头、五香卤杏仁、粉丝海白菜	米饭、馒头、红烧排骨、海带、香菇油菜、蛋花玉米羹	米饭、豆沙炸糕、八宝粥、西红柿炒鸡蛋、炒三片（土豆、辣椒、胡萝卜）

4.接触有害物质作业人员的食谱

一些作业人员常常接触到有害物质，不同的工种往往与某种特定的有害物质联系在一起。具体情况如下：

接触铅作业的工种有：冶金工业、印刷业、制造蓄电池及颜料工业、汽车驾驶及维修等；接触汞作业的工种有：冶金、仪表、化工、电工器材、轻工业、军火工业以及原子能工业；接触含镉化合物作业的工种有：电镀、电池、冶炼、颜料、农药、电器元件、太阳能以及核工业等；较常见的接触无机磷及磷化合物的工种有：磷矿开采与冶炼、军工生产、火柴及电石生产、农药的生产与使用等。

食物中的蛋白质可与铅、汞等结合形成不溶解性的化合物排出体外，降低人体对铅、汞的吸收。所以，家里如有这类成员，膳食中应有充足的乳及乳制品和鱼、蛋类等动物性食物，因为这类食物可以提供充足的蛋白质。此外，还要多多补充碳水化合物，碳水化合物可以抑制铅在肠道内的吸收，保护肝脏并维持肝脏的解毒功能。维生素A可改善镉造成的对肺组织上皮细胞的损害，所以也要吃富含维生素A的食物。镉对磷有较强的亲和力，使骨中的钙游离而造成骨质疏松，引起骨痛，因此，膳食中也需要增加富含维生素D和钙的食物。

增加含锌食品，如动物性食品牛肉、猪肉和羊肉等，还有豆类及小麦等。提高水溶性维生素的供给量，可选用面粉、瘦肉、豆荚类、动物内脏、蔬菜、水果等。

接触有害物质作业人员一周食谱见表7-7。

表7-7 接触有害物质作业人员一周食谱

时间	早餐	午餐	晚餐
星期一	牛奶、蛋糕、苹果	米饭、鱼香两样、清炒包菜、五彩蛋花汤	米饭、冬瓜汆丸子、熏干、小白菜、鲜玉米
星期二	牛奶、油饼、圣女果	烙饼、摊鸡蛋、炒百合、青菜豆腐汤	炸酱面（猪肉炸酱、扁豆、黄瓜、萝卜丝）、白薯
星期三	牛奶、汉堡包、香蕉	饺子（猪肉、韭菜、鸡蛋馅）、醋蒜汁、炝芹菜	米饭、西红柿炒鸡蛋、肉片扁豆、银耳百合羹
星期四	牛奶、面包、果味黄瓜	馒头、红烧兔肉、香菇油菜、鸡蛋西红柿汤	馅饼（鸡蛋、虾皮、韭菜）、小米粥、拌白菜丝、咸菜
星期五	牛奶、馒头、咸蛋、拌萝卜丝	米饭、炒鸡杂、素烧茄子、冬瓜香菜汤	馒头、肉粒素虾仁、酸辣包菜、鸡蛋黄瓜汤
星期六	牛奶、糖火烧、西红柿	茴香馅包子、炒胡萝卜丝、小米粥、咸菜	米饭、木须肉、萝卜汆鱼丸、拌油麦菜
星期日	牛奶、什锦炒饭、泡菜	蒸饼、酱羊肝、鸡汤鲜粉白菜、大米粥、咸菜丝	烙饼、宫保鸡丁、肉炒茭白、虾皮青菜紫菜汤

引自配餐顾问

三、学生餐的配制策略

（一）中小学生营养食谱

中小学生正处在生长发育期，要注意他们营养需要的特点。由于中小学生新陈代谢活跃，生长速度快，所以他们所获得的营养不仅要维持生命和日常活动，还要满足自己迅速生长发育的需要。他们所需的能量和各种营养素的数量比大人相对也高一些，尤其是能量和蛋白质、脂类、钙、锌、铁等几种营养素。因此，平常的膳食中，家长应该注意多给孩子准备一些谷类食物，这样可以有充足的能量保证，还要注意让孩子吃适量的鱼、肉、蛋、奶、豆类和蔬菜。此外，还要让他们一定吃好早饭，因为营养丰富的早饭对他们完成一上午紧张的学习有着重要的作用。10~12岁小学生一日食谱举例见表7-8。13~18岁中学生一日食谱举例见表7-9。

表7-8 10~12岁小学生一日食谱举例

餐次	食物名称	用　量
早餐	豆沙包、拌香椿、牛奶、苹果	面粉80克、红小豆50克、白糖10克、香椿35克、牛奶250克、苹果80克
午餐	素炒芹菜、肉炒柿子椒、馒头	芹菜100克、柿子椒75克、瘦猪肉50克、面粉125克
晚餐	西红柿炒鸡蛋、芫荽紫菜豆腐汤、米饭	西红柿150克、鸡蛋1个、紫菜10克、豆腐25克、芫荽少许、大米125克

注：全日烹调用油19克。引自配餐顾问

表7-9　13~18岁中学生一日食谱举例

餐次	食物名称	用量
早餐	馒头、花生酱、牛奶、煎鸡蛋、香蕉	面粉125克、花生酱5克、牛奶250克、煎鸡蛋1个、香蕉100克
午餐	鲜笋炒生鱼片、肉菜炒青菜豆腐干、排骨萝卜汤、米饭	鱼肉35克、青笋75克、肥瘦猪肉30克、豆腐干25克、青菜75克、青萝卜50克、排骨50克、大米150克
晚餐	鸡丁炒青椒、小葱炖豆腐、米饭	鸡肉35克、青椒75克、小葱25克、南豆腐75克、大米150克

注：全日烹调用油20克。引自配餐顾问

（二）大学生营养食谱

大学生正处于青春盛年，向成年过渡时期。不仅身体需要足够的营养，而且繁重的脑力劳动和较大量的体育锻炼也需消耗大量的能源物质。因此，合理的饮食营养有助于提高大学生的身体素质和学习效率。否则可能会引起精神萎靡、神经衰弱或记忆力减退等现象。

（1）充足的主食，丰富的副食。大学生饮食，除应保证粮食以补充热量需要外，还应补充足够的、多样的副食品。一般每人每天平均需供给肉类75~100克，豆类50~100克，鸡蛋1~2个，牛奶250克，蔬菜500克及水果200~400克。

（2）补充多种矿物质和维生素。人们在精神紧张时水溶性维生素B_1、维生素B_2、维生素C、烟酸等消耗会增加，故大学生在紧张的学习和考试中应给予补充。

另外，维生素A、维生素B_2与视力有关，钙和碘对身体发育和适应繁重的学习任务具有重要意义。卵磷脂是构成神经和脑细胞代谢的重要物质，应多食鸡蛋、豆类、瘦肉、肝、牛奶等。

大学生一日食谱举例见表7-10。

表7-10　大学生一日食谱举例

餐次	食物名称	用量
早餐	馒头、小米粥、豆腐乳	面粉100克、小米50克、豆腐乳25克
午餐	肉烧胡萝卜、炒包菜、米饭	瘦肉100克、胡萝卜100克、包菜250克、大米200克
晚餐	猪血豆腐葵菜汤、花卷	猪血50克、豆腐100克、葵菜200克、面粉200克

注：全日烹调用油25克。引自配餐顾问

第八章　点餐的营养策略

第一节　中西餐点餐

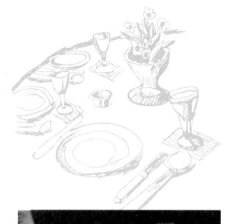

一、点餐的原则

　　中国传统的饮食习俗主要体现在数量上，为了显示主人的热情、好客往往安排足量的菜点，并且在就餐后大量剩余。尤其是公款宴请时，更是大吃大喝、虚糜浪费、暴殄天物令人触目惊心！给国家造成巨大的经济损失和财政压力。相比之下，西餐在安排菜点时，以人定量、一人一份，以吃饱为度绝不浪费。下面介绍几份外国国宴的菜单。一为日本前首相中曾根宴请中国领导人的菜单：烤面包、鸭肉清汤、比目鱼卷、特制牛排添黄酱、黄油土豆、菊苣沙拉、特制杏子冻和点心咖啡。二为美国前国务卿舒尔茨宴请中国领导人的菜单：海味拼盘、仔鸡、烤西红柿、青豌豆、冰冻柠檬精。三为英国女王宴请中国领导人的菜单：熟蛋芦笋、烩鸡和鸡肝、炒饭，配菜有胡萝卜、菠菜，甜食为鸡蛋布丁，另有草莓、奶酪。

　　就目前来讲，我国的宴席食品还存在一些弊端。

　　（1）宴会食品的构成出现失衡倾向。

　　重饮酒轻主食，重菜肴轻主食，重荤菜轻素菜。

　　（2）根据上菜顺序，主菜上桌的时间偏后，往往人们已吃饱，无法再进食而形成浪费。

　　（3）热能食物摄取过多，造成营养失衡。

　　点餐的营养原则是：正确控制入席者热能的需要及营养素的需要。也就是说，在保持筵席传统格局的前提下，尽量减少食物的浪费。

二、合理配菜的营养原则

　　配菜是整个膳食制作中的一个重要环节，也是实现营养平衡与合理膳食结构的一项重要措施。

　　合理配菜不仅不会"相克"，而且会"相生"。即两种或两种以上食物混合适当，其所含营养素之间会发生一系列物理化学变化，从而提高营养价值和食用价值。

　　食物的搭配要把营养学的要求与烹饪学的要求两者统一结合起来，不仅要配好色、香、味、型，而且要配好营养的种类、数量和相互比例，要充分发挥各种食物在营养价值上的特点，发挥其互补作用，使食品的营养成分更加全面、合理、满足人体的需要。

选配食物时要重视维生素和微量元素的补充，尤其要重视易缺乏和易损失的营养素，如维生素C等。

同时，要考虑季节的变化，由于季节的变化引起人体生理和口味的改变，应采取不同方法配菜。此外，还要适应人们的饮食习惯，配菜要注意适应长期养成的良好饮食习惯，不科学、不合理的饮食习惯如偏食、挑食、单食、异食，可以通过食物搭配来改变和纠正。

总之，要注意数量搭配、质地搭配、色泽搭配、口味搭配。

三、掌握自身的营养需求

不同的人对营养的需求不完全一致，尤其是患有疾病的客人，对饮食有更高的要求。下面列举几例疾病患者对营养的需求。

1.高血压患者的营养需求

（1）限制总热量，避免肥胖。要吃低热量、低脂肪、低胆固醇食物，要限制蛋白质的摄入。减少摄取含丰富胆固醇的食物，如蛋黄、肥肉、动物内脏、鱼子及带鱼等。

（2）控制食盐的食用量。

（3）多食含维生素和多纤维食物。这些纤维素都有软化血管和降低血液胆固醇的作用，维生素D以橘子、苹果、柠檬、梨、桃、樱桃、石榴、葡萄、西红柿中含量最高。

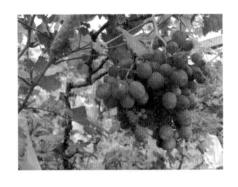

（4）多食矿物含量高的食物，如大蒜、芹菜、玉米、黑木耳、海带、西红柿等。低钾、低钙、低镁也是高血压发病因素之一。应多吃新鲜蔬菜、水果，少吃盐腌制品等。

2.冠心病患者的营养需求

（1）控制总热量。

（2）限制脂肪和胆固醇总摄入量。

（3）适量摄入蛋白质。

（4）多食含纤维素丰富的食物。适宜的食品：谷类、豆类、蔬菜、水果。多吃粗粮、杂粮，多食带色蔬菜，如油菜、西红柿、茄子及带酸味的新鲜水果等。鱼类及核桃、花生、葵花籽等也可选用。

3.肝炎患者的营养需求

（1）供给高蛋白、高纤维素、适量碳水化合物的食物。

（2）当多喝水。

（3）少食多餐。

（4）忌食辛辣食物及油腻。

（5）宜适当食用蛋、奶、鱼、瘦肉和豆制品，富含维生素的蔬菜和水果等。

4.消化道溃疡患者的营养需求

（1）营养全面合理、质好、平衡。

（2）定时定量、少食多餐。

（3）细嚼慢咽。

（4）避免刺激性的食物。

（5）不宜食用粗粮、干豆类、洋葱、卷心菜、芹菜、韭菜、生萝卜、扁豆、豌豆、蚕豆、豆腐等。过冷、过热及刺激性食物如茶、酒、辣椒、油煎和油炸食物等。

5.结核病患者的营养需求

（1）以奶类、蛋类、动物内脏、鸡、鸭、牛肉及水产品鱼虾、甲鱼、鲤鱼、鲫鱼、河蟹等食物作为蛋白质的来源。其中牛奶含酪蛋白及钙丰富，是结核病人的理想营养食品。

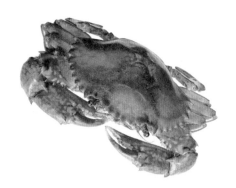

（2）热量的供给选择面食或者果糖，如蜂蜜、果汁、麦乳精等都是十分适合的。

（3）维生素和无机盐可以促进结核病的康复。

（4）适量食用补肺的食物如木耳、山药、百合、雪梨、莲藕、枇杷等。

（5）忌吃辛辣刺激性食物，忌吃油腻熏炸和烟酒、公鸡、羊肉等温热发病之物。

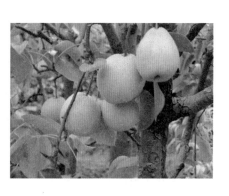

6.感冒患者的营养需求

（1）宜多饮开水。

（2）宜食清淡、少油腻食物。

（3）宜食用生姜、葱白、萝卜、梨、地瓜等。应忌食酸涩食品，如：乌梅、杏、柠檬、橙子、柿子、石榴等。

7.失眠患者的营养需求

（1）忌食辛辣及烟酒。

（2）安神养心、养血镇静的药膳为首选。

（3）晚餐不可过饱，睡前可进食香蕉、火鸡、大枣、酸奶、牛奶等。

（4）失眠者大多伴发头晕头痛、健忘、神疲倦怠等，膳食应注意调配补气、健脾和胃的食品。

8.甲流的营养需求

（1）保证充分的饮水，可多喝酸性果汁如山楂汁、猕猴桃汁、红枣汁、鲜橙汁、西瓜汁等，以促进胃液分泌，增进食欲。

（2）饮食宜清淡少油腻，可供给白米粥、小米粥、小豆粥，配合甜酱菜、大头菜、榨菜或豆腐乳等小菜，以清淡、爽口为宜。

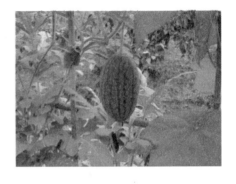

（3）选择容易消化的流质饮食如菜汤、稀粥、蛋羹、牛奶等。

（4）多食维生素C、维生素E及红色的食物，如西红柿、苹果、枣、草莓、甜菜、橘子、西瓜及牛奶、鸡蛋等，预防感冒的发生。

（5）饮食宜少量多餐。如退烧食欲较好后，可改为半流饮食，如面片汤、鸡汤龙须面、小馄饨、菜泥粥、肉松粥、肝泥粥、蛋花粥等。

四、食物合理搭配实例

1.豆腐配海带

大豆含有皂角苷，可阻止过氧化脂质的生成，并有抑制脂肪吸收和脂肪分解的作用，但皂角苷有促进碘的排泄作用，如果人体内碘的含量减少，易发生甲状腺功能亢进。因此，常吃豆腐配海带的食品，能预防肥胖、高血压、动脉硬化、心脏病等病症，对急性肾功能衰竭、急性青光眼病，也是一种有效的食疗方法。菜肴如豆腐海带烩菜。

2.豆腐配萝卜

豆腐属于植物蛋白，多食会引起消化不良，萝卜特别是白萝卜有助于消化，与豆腐拌食，有助于豆腐的营养物质被人体吸收。

3.鸡肉配栗子

鸡肉补脾造血，栗子健脾，脾健则更有利于吸收鸡肉的营养成分，造血功能也会随之增强。老母鸡炖栗子效果更佳。菜肴如栗子烧鸡块。

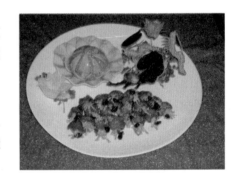

4.羊肉配生姜

羊肉补阳取暖，生姜驱寒保暖，相互搭配，暖上加暖，同时还可驱外邪，并可治寒痛，为冬季之佳食。菜肴如仔姜炒肉片。

5.芝麻配海带

放在一起同煮，能起到美容、抗衰老作用。芝麻能改善血液循环，促进新陈代谢，其中亚硝酸能调节人体胆固醇含量，维生素E可防衰老；海带含有碘、钙，能对血液起净化作用，促进甲状腺素的合成，两者合一，效果倍增。菜肴如芝麻拌海带丝。

6.韭菜配鸡蛋

韭菜益阳，温中下气，补虚，调和肺腑；鸡蛋则益气，若将两者混炒，则相得益彰，可起到温补肾阳、行气止痛的作用，还可治疗阳痿、尿频、肾虚。菜肴如韭菜炒鸡蛋。

7.豆腐配鱼

豆腐煮鱼可谓是营养佳食，除营养价值高外，还别有风味。豆腐中含有8种人体必需氨基酸，但蛋氨酸和赖氨酸含量较少，而鱼类含有大量的赖氨酸和蛋氨酸；鱼类相对含苯丙氨酸配比较少，而豆腐中又比较多；豆腐含有大量的钙，而鱼含有丰富的维生素D，可促使对钙的吸收。二者搭配食用可以取长补短。菜肴如：鱼头豆腐汤。

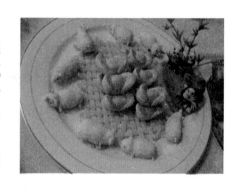

8.肉食品配蒜

俗话说："吃肉不吃蒜，营养减一半。"这里有一定科学道理的。在肉食品中，尤其是瘦肉中含有维生素B_1成分。维生素B_1在体内停留时间很短，会随小便大量排出，如果肉中的维生素B_1能与大蒜中的蒜素结合，可以延长维生素B_1在人体的停留时间，这样对促进血液循环、提高维生素B_1的吸收和利用，以及尽快消除身体疲劳、增强体质起着重要作用。菜肴如蒜泥拌白肉。

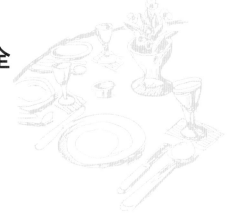

第二节　食物中毒及食品安全

一、有毒动植物食物中毒

1.有毒鱼类中毒

（1）河豚

河豚又名"鱼屯"，俗称"气泡鱼""鸡抱鱼"或"乖鱼"，该鱼肉味极其鲜美，营养丰富，但因其体内含有剧毒的河豚毒素，人畜误食后可致中毒，甚至死亡。毒素主要存在于卵巢和肝脏中，其次是肾脏、血液、眼睛、鱼鳃和鱼皮等部位。

（2）肉毒鱼类

指鱼肉或内脏含有毒素的鱼类，我国肉毒鱼类有20多种。南海产的有：花斑裸胸鳝、斑点九棘鲈、棕点石斑鱼、侧牙鲈、白斑笛鲷。南海、东海均有产的：黄边裸胸鳝和斑点裸胸鳝等。

（3）鱼毒鱼类

指血液中含有毒素的鱼类。有江河产的鳗鱼和黄鳝。民间传说生的鳝鱼血液能滋补强身，但经动物试验证实其血清有毒。

（4）胆毒鱼类

指鱼胆含有毒的鱼类。传说鱼胆有"清热解毒""明目""止咳平喘"的作用，因而吞服鱼胆以求治病，但却反而引起中毒。具有胆毒的鱼类属于鲤科，平时食用量大的青鱼、鲤鱼、鳙鱼等都属于此类。

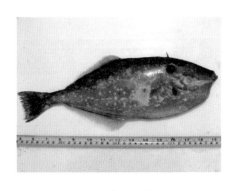

2.鱼类组胺中毒

鱼类组胺中毒主要发生在不新鲜或腐败的鱼中，主要是鱼肉中的组氨分解得到的有毒产物。容易产生组胺的鱼类有鲐鱼、鲤鱼、马鲛鱼、鲫鱼、黄花鱼和带鱼等。

3.毒菌类中毒

毒菌类食物主要是有毒的"蘑菇"，这种毒菌色泽美丽，或呈黏土色，表面黏脆；弄破后汁液如牛乳与银器共煮时可使银器变黑，也会使大蒜变黑。在生活中不要选用不熟悉的品种。

4.含氰苷植物中毒

含氰苷类植物常见的有木薯及苦杏仁，此外还有各种果仁如桃仁、樱桃仁、李子仁、枇杷仁等。中毒原因是这类植物在人体内生成氢氰酸所致。氢氰酸剧毒，最低致死量为0.5~3.5毫克/千克。

5.蔬菜中毒

几种有毒蔬菜见表8-1。

表8-1　几种有毒蔬菜

品　名	毒　类	处理方法
四季豆中毒	1. 皂素 2. 豆素	充分加热
鲜黄花菜	秋水仙碱	充分加热
发芽马铃薯	龙葵素	除去外皮或弃去
黑斑红薯	甘薯酮、甘薯醇	弃去不用
腐烂白菜	亚硝酸盐	弃去不用

二、细菌性食物中毒

细菌性食物中毒，是人们吃了含有大量活的细菌或细菌毒素的食物而引起的食物中毒，它通常有明显的季节性，尤其是夏秋季节，由于气温高、湿度大，最利于细菌的滋生繁殖。

1.沙门氏菌属食物中毒

沙门氏菌多存在于肉类、鱼类、蛋类、乳类等食物中，常居于正常动物肠道内，当动物患病、外伤、疲乏和消瘦等抵抗力降低时，其肠道中的沙门氏菌就经淋巴管进入血液，以致感染肌肉和全身。

2.葡萄球菌肠毒素中毒

葡萄球菌广泛存在于自然界，是化脓性球菌之一，化脓部位常成为传染源。引起中毒的食品以剩饭、凉糕、奶油糕点、牛乳及其制品、鱼虾、熟肉等最为常见。食用前应煮沸彻底消毒。

3.副溶血性弧菌食物中毒

副溶血性弧菌是一种嗜盐弧菌，在海水中广泛分布。引起中毒的食物主要是海产品。其中又以各种海鱼和贝蛤类为多见。如黄花鱼、带鱼、墨鱼、海蜇等。

4.致病性大肠杆菌和变形杆菌属食物中毒

大肠杆菌和变形杆菌在一般情况下是非致病菌，但其中有少量致病性菌株污染食物后，细菌便大量繁殖，使致病性菌株数量增多，这就有引起食物中毒的可能。这类细菌引起的食物中毒，多系卫生状况差，厨房用具和食品被高度污染，或由于缺少冷藏设备，而造成细菌大量繁殖所致。

5.肉毒杆菌毒素中毒

肉毒杆菌常存在于土壤，引起中毒的食品有罐头和发酸性食物，如臭豆腐乳、豆瓣酱、豆酱和肉类等。肉毒素的毒性很强，成年人摄入量为0.01毫克，即可致命。

三、化学性食物中毒

化学性食物中毒不是因食品本身成分，而是食品在其生产、加工、保藏、流通及消费过程中，由于某些原因自外部混入食物中的"化学性毒物"，而引起对人体的危害。

1.化学农药中毒

农药中毒是由于农药使用、贮存、运输等过程不当而污染食物引起。也有误食或故意食用造成中毒。

2.砷中毒

常见的砷化合物有三氧化二砷（俗称砒霜、白砒）等。含砷化合物一般都有剧毒，砒霜的口服致死量为0.06~0.2克。

3.亚硝酸盐中毒

亚硝酸盐中毒多以误食引起，也有大量食用不新鲜的叶类蔬菜，而引起中毒。亚硝酸盐用作肉制品加工中的发色剂，其状态与食盐相似易造成误食。亚硝酸盐中毒量为0.3~0.5克，致死量为3克。

4.甲醇中毒

甲醇是一种强烈的神经和血管毒物，可直接毒害中枢神经系统、视神经，造成视神经萎缩、视力减退，甚至双目失明。一般误食5~10毫升可引起严重中毒，10毫升以上有失明危害，一般致死量为60~250毫升。1998年山西朔州甲醇中毒事件，至今给人的印象还很深刻，教训惨痛。